DOCUMENTS ANALYTIQUES

—

UROLOGIE

PAR

Alfred PAJOT,

PROFESSEUR SUPPLÉANT A L'ÉCOLE DE MÉDECINE ET DE PHARMACIE D'AMIENS

DOCTEUR EN MÉDECINE

PHARMACIEN DE PREMIÈRE CLASSE

MEMBRE CORRESPONDANT NATIONAL DE LA SOCIÉTÉ DE PHARMACIE DE PARIS

—

PARIS

IMPRIMERIE ET LIBRAIRIE ADMINISTRATIVES

PAUL DUPONT

4, RUE DU BOULOI, 4

—

1901

DOCUMENTS ANALYTIQUES

UROLOGIE

PAR

Alfred PAJOT, 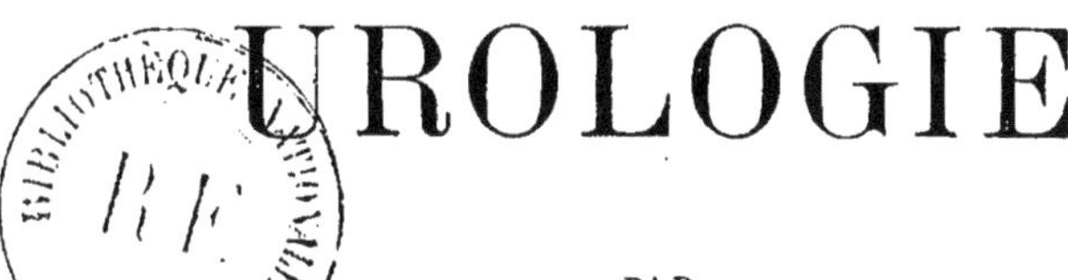

PROFESSEUR SUPPLÉANT A L'ÉCOLE DE MÉDECINE ET DE PHARMACIE D'AMIENS

DOCTEUR EN MÉDECINE

PHARMACIEN DE PREMIÈRE CLASSE

MEMBRE CORRESPONDANT NATIONAL DE LA SOCIÉTÉ DE PHARMACIE DE PARIS

PARIS

IMPRIMERIE ET LIBRAIRIE ADMINISTRATIVES

PAUL DUPONT

4, RUE DU BOULOI, 4

1901

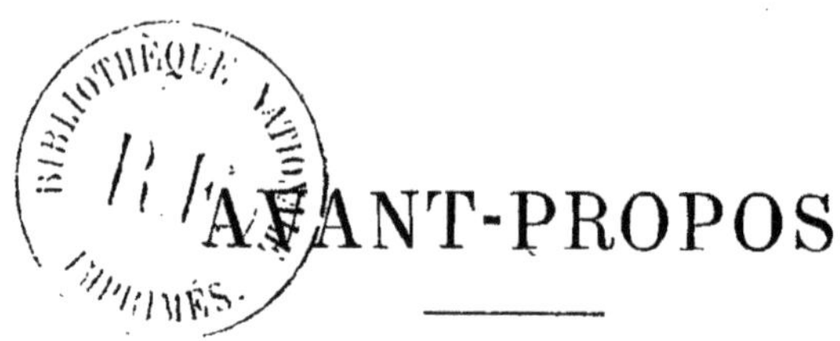

AVANT-PROPOS

Sous le titre de : *Documents analytiques* — *Urologie*, je réunis ici un certain nombre d'analyses d'urines ; j'ai procédé de même en publiant, dans l'année 1896, une brochure intitulée : *Notes d'hydrologie* (1).

En 1901 comme en 1896, je relève parmi mes analyses celles qui me paraissent les plus intéressantes à faire connaître ; pour le présent travail, il me suffit encore d'ouvrir mes cinq cahiers d'analyses et de chercher cette fois au chapitre : *Urines*, les analyses qui, au point de vue urologique, présentent immédiatement ou dans l'avenir une indication utile.

Je pense faire œuvre utile en communiquant dès à présent, et surtout à titre de *documents*, ces résultats. Souvent, depuis le commencement de ma carrière, j'ai vu disparaître des confrères, des collègues qui, eux aussi, s'étaient occupés d'analyses et j'ai toujours vu avec regrets leurs résultats analytiques disparaître à la suite de leur décès. Autant de richesses, pouvant quelquefois être précieuses, définitivement perdues pour les chercheurs, pour la science : voilà la pensée qui me décide aujourd'hui, comme en 1896, à extraire de mes archives les présents documents analytiques.

C'est, à mon avis, par des séries de documents, résultats d'expériences bien conduites, que doit être résolu un jour définitivement le problème si délicat et si complexe de la *nutrition*.

En terminant cet avant-propos, j'ajouterai que toutes les analyses produites ici ont été faites entièrement par moi.

---

(1) *Notes d'hydrologie* extraites des travaux du laboratoire particulier de A. Pajot, à Abbeville, in-8° de 50 pages.

DIVISION

A titre d'*introduction*, je présente un aperçu sur l'urologie ancienne et moderne.

La *première partie* comprend trois séries d'analyses d'urines provenant de diabétiques suivis jour par jour pendant plusieurs mois.

Ces trois séries ont été faites en 1883 et en 1884 à l'époque où j'étais interne en pharmacie dans le service de M. le docteur Dreyfus-Brisac, médecin des hôpitaux, soit à l'hôpital de la Charité, soit à l'hôpital Tenon. Qu'il me soit permis d'adresser à M. le D͏ʳ Dreyfus-Brisac l'expression de ma sincère reconnaissance.

La *seconde partie*, intitulée *la nutrition dans l'état puerpéral*, est un travail récent fait à la clinique Baudelocque. Qu'il me soit permis d'adresser à M. le professeur Pinard, mon président de thèse, l'expression de ma vive gratitude pour l'accueil bienveillant qu'il a réservé à mes recherches analytiques.

Il m'est agréable de remercier ici M. Lafont, pharmacien en chef de la Maternité, qui a bien voulu mettre à ma disposition son laboratoire en vue des recherches que je projetais pour cette seconde partie.

M. le professeur agrégé Desgrez, en autorisant mon entrée au laboratoire de pathologie générale de M. le professeur Bouchard, m'a permis de me familiariser avec la cryoscopie.

Je suis heureux de pouvoir traduire ici les sentiments de vive sympathie que j'éprouve pour M. le professeur agrégé Desgrez.

APERÇU

L'UROLOGIE ANCIENNE ET MODERNE

Uroscopie et Urochimie

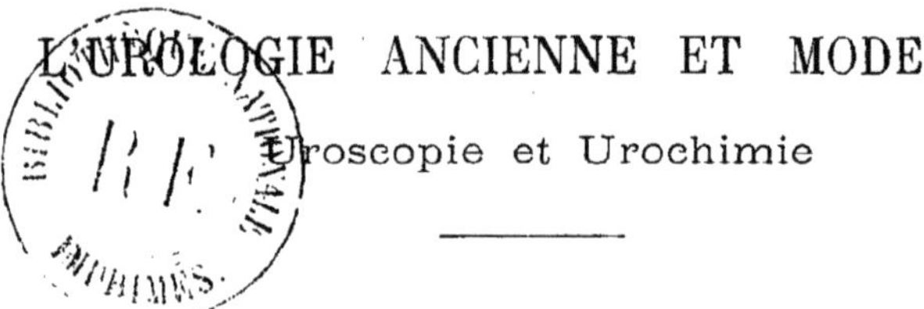

Il y a deux siècles, exactement le 4 mai 1696, paraissait, avec approbation et privilège du Roy, la première édition d'un ouvrage intitulé :

« *Le Miroir des urines par lesquelles on voit et connaît les* « *différens tempéramens, les humeurs dominantes, les sièges et* « *les causes des maladies d'un chacun.* » Le traité portait en sous-titre :

« *Ouvrage nouveau très utile et nécessaire à toutes sortes de* « *personnes, même aux médecins suivant les longues expériences* « *du sieur Davach de la Rivière, et les plus célèbres médecins* « *anciens et modernes.* » De nos jours, l'auteur eût formulé sa proposition ainsi :

Étant données les urines d'un individu sain ou malade, connaître le passé, le présent et l'avenir de cet individu considéré en tant que machine humaine, en tant qu'organisation animale, ce qui, en médecine, se résume en trois mots : étiologie, diagnostic, pronostic.

Ce problème a-t-il été résolu ou pouvait-il être résolu il y a deux siècles ?

A-t-il trouvé sa solution de nos jours ?

Est-il possible actuellement, ou présente-t-il ce qu'en mathe matiques on appelle une impossibilité absolue

Voilà posé le problème qui va faire l'objet de cet aperçu urolo-gique.

Quel était ce sieur Davach de la Rivière ?

Mon intention n'est pas de faire de lui une biographie complète. J'aurais voulu présenter ici, sous forme de dessin, cette curieuse physionomie.

Contrairement à un usage fort en vogue à l'époque, on chercherait inutilement en tête de ses ouvrages la mention *avec portrait de l'auteur*. Est-ce modestie de sa part ? Je veux bien l'admettre.

Certes, à la fin de chacune de ses publications, on trouve la signature *manuscrite* : Davach. Est-ce suffisant pour formuler de son caractère une appréciation ? Les graphologues répondront par l'affirmative ; quant à moi, je n'en ai cure, et je leur abandonne volontiers le soin d'apprécier par une signature un individu qui prétendait connaître le tempérament d'un chacun par la *vue* de son urine.

Biographe d'occasion, je laisse à de plus curieux le soin de pénétrer davantage dans l'intimité. Rares de nos jours, tous ses ouvrages ont fait sensation à l'époque, et de leurs nombreuses éditions il ressort nettement qu'ils ont eu un gros succès de librairie.

Bientôt après l'apparition du *Miroir des urines*, Davach de la Rivière publiait, le 25 janvier 1697 un traité en deux volumes intitulé : *Le Trésor de la Médecine*, et l'année suivante, à la date du 8 avril, il livrait au public son volume : *Traité des fièvres, de leurs causes et différences, les moyens de les connaître par les urines et de les guérir par la vertu des simples avec le régime de vie, etc.*

Voilà un auteur d'allure *prolifique*, tout au moins doué d'une activité prodigieuse, mais je m'arrête dans cette énumération et ne veux retenir pour l'instant, de la lecture de ses ouvrages, qu'une préoccupation constante à lire dans la sécrétion rénale le tempérament d'un chacun.

Certes, ce n'était point un charlatan, je le reconnais facilement : c'était un observateur, un convaincu disposant de faibles ressources.

En 1698, je le vois docteur en médecine et bientôt après je le retrouve médecin ordinaire d'une altesse royale, M. de Vendôme, grand prieur de France.

Concluons que c'était une autorité... pour l'époque.

Voulez-vous, livre en main, faire non pas une analyse, mais un examen *urinaire* suivant les préceptes de Davach.

Voici d'abord ce que nous remarquons dans le liquide : peut-être une *hypostase*, mais certainement un *énéorème*. Ce dernier mot exige une explication ; elle est assez difficile à donner. C'est une sorte de nuage qui monte ou descend dans le liquide ; mais il est fort important à observer dans ses mouvements en vue du pronostic fâcheux ou favorable : qu'on se représente les allées et venues du petit appareil de physique qu'on appelle le *ludion* montant et descendant dans un vase clos, et surtout qu'on ne cesse pas d'observer les pérégrinations du nuage. Je cite textuellement Davach :

« La *première* considération que l'on doit avoir, et la première précaution qu'on doit prendre est celle de *l'urinal*, qui est le *vaisseau* dans lequel on doit mettre l'urine, qui doit être grand et spacieux, d'une substance nette et claire. »

Voilà qui est intéressant à retenir pour la prise d'échantillon, excellent conseil dont le public n'a pas encore de nos jours compris l'importance, puisque fort souvent l'échantillon nous est remis dans une bouteille de rebut, en un mot, malpropre.

Je poursuis la citation :

« La seconde considération se prend de la part du contenu qui est l'urine, qui doit être comparée et rapportée... selon les chimistes aux cinq éléments qui sont : l'esprit, le souphre, le sel, le phlegme et la terre... » Voilà qui devient déjà obscur. Je continue néanmoins dans l'espoir de trouver ensuite plus de clarté : ou la secrétion rénale « doit être comparée et rapportée aux quatre principales qui sont : la couleur, la substance, la quantité et le contenu ».

Voilà qui parait compréhensible ; insistons alors, et voyons ce que Davach entend par ces expressions. Je cite : « Par le mot de substance, on n'entend pas la substance simple ou composée de l'urine, mais la manière d'être dans sa substance par rapport à sa grossièreté ou à son épaisseur, à sa légèreté ou subtibilité, ou médiocrité entre tout cela, ou sa disposition dans la légèreté, subtibilité, grossièreté et épaisseur, dit Avicenne, lequel comprend aussi le genre de la substance, celui de clair et de trouble... » De la couleur, voulez-vous une définition aussi incohérente, la voici : « La couleur est ce qui rend les corps transparents ; les corps transparents ont des qualités semblables à celles qu'elles excitent en nous par la grande raison que rien ne donne ce qu'il n'a pas. Enfin la couleur est un mélange du froid et du chaud, du sec et de l'humide ; car l'humide, le sec, le froid et le chaud étant les principes de tout, il faut bien que la couleur en soit un composé ! »

Vous n'y comprenez plus rien ? Moi, non plus... assez de citations : fermons le livre et arrêtons l'examen.

En soulignant les idées d'il y a deux siècles, en laissant entrevoir un peu de l'état d'âme de la médecine à cette époque, mon but est moins de mettre en lumière Davach de la Rivière que de m'arrêter à cette époque.

En effet, il y a lieu d'établir ici une ligne très nette de démarcation ; après une longue période d'obscurité qui finit, va s'ouvrir une ère nouvelle de patientes recherches et de sérieuses découvertes.

Il restera, en définitive, à Davach, le mérite d'avoir, sinon résolu, du moins formulé un problème du plus haut intérêt. Certes, tous ses écrits respirent l'*antiquité :* une antiquité d'au moins vingt siècles sans résultat vraiment scientifique !

Dès les premiers âges de la médecine, on s'est efforcé de déduire de l'uroscopie les éléments du diagnostic, du pronostic et du traitement ; la trace de cette préoccupation légitime se retrouve dans les livres les plus anciens.

Les prêtres médecins de l'Inde antique ne distinguaient pas moins de dix espèces d'urines pathologiques.

Hippocrate, dont l'exemple a été suivi par tous les médecins jusqu'au xviiᵉ siècle, divise les *urines en crues et cuites :* les premières tenues, claires, non sédimenteuses ; les secondes troubles, déposant un limon plus ou moins épais. Il distingue avec soin les affections des voies urinaires des maladies générales qui peuvent modifier la composition de l'urine ; on trouve dans ses œuvres des renseignements sur les déductions pronostiques que peuvent fournir la présence ou l'absence de certains sédiments ; au point de vue clinique, quelques-uns des aphorismes d'Hippocrate peuvent encore être utilement cités, par exemple :

« Si le pissement du sang se renouvelle souvent, s'il y a des douleurs et de la fièvre, on peut annoncer qu'après le sang viendra le pus.

« Pour n'être pas trompé par les urines, examinez s'il n'y a point de maladies de la vessie ; car, dans ce cas, elles ne sont des signes que pour la vessie et non pour tout le corps.

« Dans les fièvres, les urines qui, après avoir été épaisses et rares, deviennent limpides et abondantes, sont bonnes. »

Uriner du sang ou du pus indique une ulcération des reins ou de la vessie.

Celse, médecin du premier siècle de notre ère, donne également des indications pronostiques basées sur les caractères de la sécrétion rénale. Un sédiment *subrubrum aut lividum* est pour lui un fâcheux symptôme, tandis que, si le pronostic est favorable, on voit l'urine *sedimentum subsidere album, leve, æquale...*

Le moyen âge nous a laissé de nombreux ouvrages sur l'uroscopie ; la plupart d'entre eux n'ont pas une grande importance. On n'y trouve assez souvent que des observations plus minutieuses qu'exactes et des conclusions presque toujours hasardées.

Au lieu de propositions éparses, Oribase consacre à la sécrétion un chapitre tout entier ; plus tard, le sujet est traité dans des livres spéciaux. Le nombre de ces ouvrages est considérable et quelques-uns ont joui d'une grande réputation.

On voit dans Théophile de Byzance la division maintes fois reproduite des dépôts urinaires en :

énéorèmes qui flottent au milieu du liquide ;

nuées ou nuages qui s'élèvent à la surface ;

et *hypostases* ou sédiments proprements dits.

Gilles de Corbeil, dans un poème didactique en 346 vers hexamètres intitulé : *De urinis,* commence par la définition suivante :

Urina dicitur, quia fit in renibus una
Aut quia, quod tangit, mordet, dessical et urit...

L'ouvrage de Johannès Actuarius, qui vivait à la fin du xııı° et au commencement du xıv° siècle, passe pour le meilleur traité de la médecine grecque sur l'urine.

Dans tous ces écrits, on trouve quelques remarques judicieuses disséminées et comme perdues au milieu d'assertions bizarres. Cela tient à ce que, comprenant d'instinct toute l'importance de la secrétion rénale, mais dépourvus de moyens sérieux d'investigation, les médecins du moyen âge ont voulu tirer de la seule inspection des liquides urinaires des renseignements qu'elle ne peut fournir à ce seul point de vue. Ils étaient arrivés sous ce rapport à des minuties d'observation vraiment ridicules. Ainsi, Johannès Actuarius prétend tirer des conclusions de la *grosseur* des bulles gazeuses qui se dégagent de l'urine, de leur *nombre*, de leur *isolement*, de leur *réunion en groupes ou en couronnes sur les bords du vase ; libres dans le liquide*, elles indiquaient l'existence d'un pneuma (gaz) étranger; *s'élevant à la surface*, que le pneuma est monté à la tête ; *réunies en couronnes ininterrompues à la périphérie de la surface*, elles annonceraient une affection douloureuse de la tête ; la douleur serait moindre si *la couronne est discontinue*. D'autres auteurs ont encore renchéri sur ces aberrations.

Quant à Davach de la Rivière, nous le retrouvons affirmant au simple examen de l'urine pouvoir reconnaître cent maladies dont il donne du reste l'énumération.

Certes, à côté de ces convaincus, un grand nombre de charlatans faisait profession de prophétiser l'avenir des malades à l'inspection de ce liquide, et le métier passait pour être lucratif ; les *médecins des urines* constituaient, il faut le dire, une classe à part fort peu estimée de leurs confrères. Dans une de ses satires, Régnier, gémissant sur la misère des poètes, regrette de n'être pas médecin. « Si j'eusse, dit-il, étudié Galien, Hippocrate..., j'aurais un beau *teston* pour juger d'une urine. »

Non seulement le liquide servait au diagnostic des maladies, mais on en tirait par distillation des principes médicamenteux dont les élégantes du temps ne redoutaient point l'emploi, et Mme de Sévigné nous apprend elle-même que, craignant d'avoir des vapeurs, elle a pris quelques gouttes *d'essence d'urine.*

Dans une lettre à Florian, Voltaire écrivait :

« La ridicule charlatanerie de deviner les maladies et le tempérament par l'examen de l'urine est la honte de la médecine. »

Claude Bernard a rappelé quelques-unes de ces pratiques plus ou moins ridicules.

L'opinion publique, du reste, encourageait ces exagérations et les provoquait en quelque sorte : elle était persuadée qu'on devait lire dans cette sécrétion la connaissance des événements fortuits. A ce sujet, Davach cite avec indignation la prétention d'un seigneur « qui, étant tombé de son carrosse, calomnia un célèbre médecin parce que, ayant vu son urine, celui-ci n'avait pas observé, disait-il, sa chute, ses chevaux, ni son carrosse! »

« Le peuple, dit Zimmermann dans son traité de l'expérience, exige du médecin que, sans avoir égard à d'autres signes, il lise toute l'histoire d'une maladie et qu'il voit la constitution du malade. » Cet écrivain raconte les méprises auxquelles sont exposés les médecins qui prétendent répondre à de pareilles exigences. A côté des ignorants et des impudents il y a eu cependant, à toutes les époques, des observateurs consciencieux qui ont su pratiquer et utiliser l'examen urinaire. Ils avaient constaté l'influence qu'exercent sur son aspect, sinon sur sa composition intime, l'état fébrile, la fatigue, l'alimentation. C'était là indiquer vaguement, il est vrai, des notions que, de nos jours, la chimie et la physiologie cherchent à éclaircir.

En somme, jusqu'alors, tous les observateurs se sont bornés à considérer l'ensemble des caractères organoleptiques : aspect, couleur, odeur, etc. ; ils faisaient de l'uroscopie pure au sens strict de ce mot. Davach de la Rivière laisse donc sans solution possible sa proposition.

Bientôt après lui, la question entre dans une phase fort intéressante. *L'alchimie* se meurt et déjà on fête l'aurore d'une science nouvelle : salut à la *chimie naissante !* Celle-ci, dès ses premiers pas, absorbe l'uroscopie. Dévorer une enfant restée vieille de l'âge d'Hippocrate, elle n'y songe pas ; elle accueille charitablement cette abandonnée, la réchauffe et la nourrit de son lait le plus pur ; en l'habituant à la rigueur de ses méthodes, elle lui donne quelque chose de plus précieux encore : un peu de son esprit. Certes, l'enfant voyagera et retiendra beaucoup, mais elle n'oubliera jamais sa mère adoptive et toujours vous retrouverez la gratitude chez l'une, la sollicitude chez l'autre. De nos jours, l'urologie s'est faite adulte ; trop puissante pour être égoïste, la chimie comprend la nécessité d'une séparation : elle n'hésite pas à détacher un fleuron de sa brillante couronne, mais elle veut reconnaître sa fille naturelle et, en la quittant, elle lui laisse un nom, témoignage de durable collaboration ; elle l'appelle : *urochimie*, et la mère restera fière de sa fille.

L'urologie vient en effet de subir une transformation complète ; de purement contemplatif qu'il a été jusqu'alors, l'examen urinaire va accuser de plus en plus une tendance vraiment scientifique.

Le phosphore, un corps simple nouveau, qui vient d'être isolé de l'urine ; la présence de l'albumine signalée en 1726 dans certaines urines pathologiques ; celle du sucre constatée chez des malades atteints de diabète ; les découvertes de l'urée, de l'acide urique, du phosphate de chaux, etc., inaugurent brillamment l'ère des recherches précises. Grâce à ces progrès, l'attention des cliniciens est appelée sur la nécessité, non plus de *regarder simplement à travers la sécrétion rénale*, mais *de pénétrer dans sa composition*.

Depuis cette évolution et surtout depuis un quart de siècle, le nombre des travaux sur ce sujet est immense ; on peut dire que c'est une des questions sur lesquelles s'est le plus exercé l'activité médicale contemporaine.

L'urologie forme actuellement une branche importante de la chimie biologique.

Je reviens maintenant à l'intéressante proposition de Davach de la Rivière : *par la sécrétion rénale, connaître les différens tempéramens, les humeurs dominantes, les sièges et les causes des maladies d'un chacun.*

Pour éclairer ce problème, il est indispensable d'examiner un phénomène qui domine toute la physiologie : *la nutrition.* Ce qui caractérise la matière organisée vivante, c'est le mouvement moléculaire incessant qui s'accomplit dans l'intimité de chaque cellule.

Ce mouvement a pour effet de maintenir cette cellule toujours semblable à elle-même ; il y fait pénétrer de la matière puisée dans le milieu ambiant, modifie cette matière pour qu'elle devienne partie intégrante de la cellule et qu'elle remplace une autre matière usée, c'est-à-dire transformée, qui est alors expulsée et rejetée dans le milieu extérieur.

Ce double mouvement : introduction de molécules nouvelles dans la cellule, expulsion de ces molécules après transformation, c'est la *mutation nutritive, c'est la nutrition.*

C'est, suivant l'expression du professeur Bouchard, *la vie avec son double mouvement d'assimilation et de désassimilation, de création et de destruction.*

Cherche-t-on à regarder de près dans l'intimité de ce double phénomène vital, la nutrition présente quatre actes (deux actes physiques et deux actes chimiques) :

D'abord, l'*apport de substances nutritives*, acte physique, suivi de l'*assimilation vivifiante*, acte chimique ; puis, la *désassimilation*, acte chimique, qui aboutit à la *sortie des déchets*, acte physique.

Ces divers phénomènes s'accomplissent simultanément et parallèlement, mais non avec une intensité et une rapidité constamment égales, même à l'état normal ; il existe ainsi des variations normales de la nutrition.

A l'âge de la croissance physiologique, par exemple, l'assimilation l'emporte régulièrement sur la désassimilation pour que l'élément organisé vivant puisse s'accroître.

Mais, y a-t-il prédominance excessive de l'une ou de l'autre ? il y a trouble, désordre et, suivant le cas, on constate soit une atrophie, soit une hypertrophie de la cellule : nous sommes alors en pathologie.

Ce qui est vrai de la particule élémentaire reste également vrai pour l'ensemble si, au lieu d'envisager la vie d'une cellule isolée, on considère la nutrition dans un groupement de cellules vivantes, dans un organe, dans le corps entier.

Mais, à mesure que l'espèce s'élève dans la série animale, la division du travail s'accentue et les différentes phases apparaissent avec plus de netteté. Ainsi, nous voyons la sortie des déchets, dernier acte de la nutrition, s'effectuer à l'aide d'appareils d'élimination spéciaux : le rein, en première ligne, puis la peau, les poumons, etc.

Chaque individu suivant son âge, son sexe, ses origines héréditaires, possède un pouvoir nutritif spécial, un taux nutritif particulier ; chez lui, les échanges s'accomplissent avec une rapidité déterminée.

Ce taux est d'ailleurs capable de varier chez le même individu sans qu'il perde pour cela l'état de santé, mais dans des limites assez étroites et seulement d'une manière passagère. C'est là qu'il faut chercher la *caractéristique de cet individu*, en un mot, *sa normalité*.

Tout individu qui apporte en naissant un mode nutritif notablement différent de celui qui caractérise les autres individus sains de son âge, de son sexe et de sa race, ou un taux inférieur à la moyenne est, de ce fait, prédisposé à certaines maladies de la nutrition. *Cette tare peut s'appeler l'hérédité.* On peut encore concevoir que les conditions défavorables dans lesquelles ont pu s'accomplir la procréation et la gestation soient capables de créer un taux anormal dès la vie utérine.

Quoi qu'il en soit, il est hors de doute que certains individus naissent avec un type nutritif déjà vicié du type moyen de leur race ; de ces déviations découlent les tempéraments et les dia-thèses.

Ainsi les divers actes de la nutrition subissent, même à l'état physiologique, des modifications d'intensité assez accentuées pour ouvrir la porte à la maladie, pour créer ce que l'on appel e une *opportunité morbide* ; qu'il suffise de signaler à ce titre la *croissance,* la *menstruation,* la *grossesse,* la *lactation,* la *vieillesse.*

D'un autre côté, la multiplicité des conditions que requiert l'exécution correcte des échanges nutritifs explique que ceux-ci seront déviés dans tous les états morbides :

A ce seul point de vue, on pourrait faire défiler la pathologie tout entière, envisager tous les états pathologiques aigus ou chroniques, depuis les plus légers jusqu'aux plus graves.

Toute maladie infectieuse, fébrile ou non, qui altère un des grands appareils, produit un trouble nutritif profond.

Ainsi, dans la pneumonie, dans la tuberculose pulmonaire, nous constatons soit une accélération de la circulation et une exagération des oxydations, soit un ralentissement de l'héma-tose, soit une perversion dans la vie même des cellules sous l'influence de poisons microbiens ou d'une auto-intoxication. Dans la tuberculose, nous constatons particulièrement une dé-nutrition excessive.

Et non seulement il y a *troubles de la nutrition dans les mala-dies,* mais il existe également des *maladies par troubles de la nutrition.*

Les diathèses nous fournissent des exemples d'un désordre primitif qui prépare, provoque et entretient des altérations con-sécutives dans divers organes ou appareils.

L'arthritisme prépare et provoque les lithiases, le diabète, par suite desquels plusieurs organes, comme le foie, le rein, le sys-tème nerveux, sont lésés.

Voilà la nutrition exposée dans ses grandes lignes : ce court aperçu suffit à en établir l'importance exceptionnelle à chaque instant de la vie, dans l'état de maladie comme dans l'état de santé.

Comment apprécier la valeur de cet acte si complexe dont les moindres variations ont dans l'organisme leur retentissement.

L'étude des produits usés après transformation, des *déchets*, apparaît, tout d'abord, comme le procédé le plus commode, sinon le plus complet.

Si, pratiquement, l'exhalaison pulmonaire nous échappe, si la sueur est difficile à recueillir, au contraire la sécrétion rénale vient à nous d'elle-même ; de plus, il existe entre ces trois sécrétions, pour ne citer que les plus importantes, un antagonisme tel, qu'en général, tout ce qui tend à modifier l'une, réagit aussitôt sur l'autre.

Le liquide que le rein expulse sans interruption reste ainsi comme le témoin fidèle des changements normaux ou irréguliers qui se passent dans l'intimité de nos tissus, dans notre mode d'alimentation.

Il témoigne aussitôt des variations ou des troubles de la respiration, de la perspiration, de l'hématose, en un mot de la nutrition proprement dite. Ainsi s'expliquent les précieuses indications que l'on peut déduire de l'étude approfondie d'un tel liquide.

Dans cette excursion urologique, nous voici arrivés à la porte du laboratoire. Je me garderai bien ici, malgré son abord séduisant, d'y pénétrer.

Je me contenterai de frapper très discrètement à la porte : cette visite nous entraînerait trop loin et il est temps de revenir à la proposition du début.

Dans l'état actuel de nos connaissances, uniquement par la sécrétion rénale, est-il permis, suivant les expressions de Davach de la Rivière, de voir et connaître les différents tempéraments, les humeurs dominantes ? Est-il possible ainsi d'apprécier les sièges et les causes des maladies d'un chacun ?

S'il faut, sur cette dernière question, faire des réserves, de très grandes réserves même, sur la première, nous pouvons hardiment répondre par l'affirmative et ajouter qu'alors même qu'il n'existe aucune manifestation appréciable par le clinicien, de nos jours l'urologiste est en mesure de connaître le tempérament d'un individu.

Le tempérament a trait à l'activité nutritive de l'organisme, et l'émonctoire rénal étant le grand collecteur des *humeurs dominantes*, c'est dans l'étude suivie de l'urine qu'il faut aller chercher la caractéristique du tempérament : l'urologiste seul est suffisamment armé pour formuler une appréciation.

« Connaître son tempérament, a-t-on dit, c'est avoir trouvé le meilleur médecin ». Chacun croit connaître le sien ; erreur profonde.

Si cette première partie du problème est de nos jours soluble, elle n'est pas encore résolue. Elle exige trois facteurs indispensables : un physiologiste, un chimiste, un sujet, qui peuvent, du reste, tous trois se trouver réunis en une seule personne.

Est-ce suffisant pour conclure scientifiquement ? Non ; il faut des séries d'observations, d'analyses.

Certes la méthode ne manque pas, mais le sujet, l'intéressé se dérobe presque constamment.

Cependant, avec un tempérament dévié de son évolution physiologique, c'est la *porte ouverte à la maladie*, l'*opportunité morbide* ou la *diathèse en perspective*. Voici alors la chlorose, le lymphatisme, les accidents de l'arthritisme qui apparaissent, alors qu'une diététique convenable permet en temps utile de corriger la perversion des échanges nutritifs et, en prévenant la maladie, cesse d'assombrir l'avenir.

L'industriel suit attentivement la marche de sa machine, s'inquiète du charbon qui sert à l'alimenter, examine avec soin les produits résiduaires, les scories ; il s'assure si la machine fonctionne utilement, tient à être fixé sur le rendement économique, sur *le tempérament de sa machine*. Il n'attend pas que le mécanisme en soit compromis pour réclamer l'intervention de l'ingénieur.

Cette préoccupation constante de l'industriel, nous ne la retrouvons jamais avec la même intensité chez l'individu généralement insouciant de son propre organisme. Celui-ci, satisfait de son état tant qu'il ne semble pas troublé, use et abuse de sa machine jusqu'au jour des défaillances. Alors il est trop tard pour appeler l'hygiéniste, et le traitement médical ne peut souvent qu'être palliatif ; on accuse la médecine quand il serait plus juste de reconnaître sa propre imprévoyance.

L'individu à type nutritif dévié s'achemine ainsi volontairement ou inconsciemment vers la faillite, vers la maladie. — C'est son droit, mais il est bon qu'il soit averti et notre devoir est de le prévenir.

Ici une conclusion s'impose : tout individu sain doit faire analyser ses urines de temps en temps pour établir le bilan de sa *nutrition* et par analyse je n'entends pas un examen superficiel, la recherche du sucre et de l'albumine, par exemple.

Considérons maintenant la seconde partie de la proposition de Davach : dans l'état actuel de nos connaissances, uniquement par la sécrétion rénale, est-il possible d'apprécier les sièges et les causes des maladies d'un chacun ? Davach a-t-il voulu dans cette formule englober toute la pathologie ? Je ne le crois pas, puisqu'il spécifie cent maladies ou *symptômes ;* sinon, immédiatement, le problème se heurte, actuellement du moins, à une impossibilité partielle.

En tenant compte exclusivement de la sécrétion rénale, certes de beaucoup la plus importante, on en néglige d'autres qui traduisent les altérations locales de certains organes éloignés.

S'il est permis, par exemple, d'admettre que la sécrétion pathologique de la glande lacrymale influe sur la composition de l'urine, il faut reconnaître que de nos jours nous ne pouvons pas à l'aide de ce dernier liquide ni en apprécier, ni même en constater l'état morbide.

Au contraire, toutes les maladies, elles sont nombreuses, qui touchent au rein ou à ses annexes, sont reconnues par l'analyse ; la présence de certains éléments anormaux suffit alors à caractériser les affections des voies urinaires. D'un autre côté, comme ces affections locales ont leur retentissement sur tout l'organisme, il est permis de dire : *Tant vaut l'appareil rénal, tant vaut la nutrition.*

Ici l'urologiste est absolument sur son terrain ; souvent seul, il pose et impose le diagnostic.

Ailleurs l'analyse fournit de précieuses indications.

Préciser son utilité, sa nécessité en vue du diagnostic, du pronostic et du traitement, ce serait passer en revue toute la pathologie générale. Une telle œuvre nous entraînerait trop loin ; quelques exemples suffiront pour en laisser deviner l'importance :

Dans les affections du foie, la présence de la bile indique une rétention biliaire ; une diminution d'urée caractérise une insuffisance hépatique ; l'urobilinurie est l'indice d'un trouble fonctionnel ou d'une altération globulaire.

Dans les maladies générales de pathogénie incertaine, portant essentiellement sur l'uropoïèse, voici les diabètes sucré, insipide (azoturique ou non), phosphaturique.

Dans les maladies de toutes espèces, aiguës ou chroniques, les unes s'accompagnent toujours de troubles d'uropoïèse, tel l'arthritisme — les autres ne s'en accompagnent pas toujours, telles, la scarlatine, la variole, la pneumonie, les néphrites tuberculeuses, etc.

Dans les états morbides vagues, inaperçus quelquefois, l'analyse permet de prévoir des accidents ultérieurs : c'est ainsi qu'un excès d'acide urique avec tantôt insuffisance, tantôt excès d'urée fait prévoir un *arthritisme latent* ; qu'une phosphaturie indique ou amène une *déchéance nerveuse* ; qu'une *polyurie avec réaction rosacique* annonce une *néphrite interstitielle latente.*

Dans tous ces cas, l'urologie, en indiquant les troubles de l'uropoïèse et par suite les troubles de la nutrition, empêche, en guidant la thérapeutique et l'hygiène, l'éclosion d'accidents tels que manifestations rhumatismales, dépôts d'acide urique, coliques néphrétiques, affaissement nerveux progressif.

Qu'un individu rende trop d'acide urique et trop peu d'urée, il faut activer ses combustions et diminuer son alimentation azotée sans activer les combustions.

Dans certains cas, la valeur pronostique tirée de l'analyse n'est pas discutable ; à ce point de vue, l'insuffisance de la quantité d'urine dans les maladies infectieuses graves, les dangers de l'anurie ou de l'oligurie, la présence de l'albumine dans la grossesse, dans la scarlatine, etc., sont à retenir ; une diminution d'urée dans certains états mal définis fait craindre un *cancer latent.*

Ainsi, à l'état de santé, le tempérament est appréciable par l'urologiste ; d'un autre côté, le diagnostic, et le pronostic, dans un très grand nombre de maladies, sont singulièrement éclairés ou dévoilés par l'étude attentive du liquide urinaire.

Ses variations physiologiques ou pathologiques sont des signes aussi certains, aussi éloquents que ceux fournis par le pouls et la température et cent fois plus variés. On ne saurait donc trop approfondir la composition de ce liquide et trop consulter, avec des yeux éclairés, ce livre sans cesse ouvert où la nature inscrit à toute heure le bilan de l'organisme.

Tel est l'état actuel de nos connaissances en urologie ; le chemin parcouru depuis deux siècles est immense. Ici encore on peut affirmer que la science ne fait pas banqueroute.

Cependant on ne tient pas toujours assez grand compte des résultats qu'elle peut et doit fournir, et c'est pourquoi elle ne progresse pas aussi rapidement qu'on est en droit de l'espérer ; c'est malheureusement lorsqu'on soupçonne l'existence d'une maladie organique du rein ou l'imminence de la glycosurie que beaucoup songent souvent à pratiquer un examen urinaire.

On oublie alors que chez tous les malades indistinctement il y a lieu de procéder systématiquement non pas à un simple examen mais à une analyse complète.

Le problème de Davach est déjà très largement sinon complètement soluble. Quand on quitte le domaine des faits généraux pour aborder les cas particuliers, il faut, en effet, reconnaître que l'urologie fournit actuellement un nombre trop restreint de solutions précises aux innombrables problèmes que soulève la *nutrition*.

Est-ce là le dernier mot de la question ? Non pas.

Si le problème n'est pas complètement résolu de nos jours, il est permis d'admettre qu'il le devienne plus tard : il reste possible.

Ayons confiance dans le progrès des sciences ; il est peut-être réservé à notre génération de constater l'entière réalisation de l'intéressante proposition de Davach : par l'urine d'un individu sain ou malade, connaître son passé, son présent, son avenir.

PREMIÈRE PARTIE

OBSERVATION I.

Diabète sucré, phosphaturie, azoturie

Service de M. le Docteur DREYFUS-BRISAC

(Voir planche n° 1).

Antécédents. — Antécédents scrofuleux ; le malade a eu des abcès ganglionnaires au niveau des régions sus-hyoïdienne et sous maxillaire; on en voit encore des cicatrices. Il a eu dans son enfance de l'impetigo de la face et du cuir chevelu. A l'âge de 10 ans, sous l'influence d'un coup, il a eu à la jambe gauche une ostéopériostite sur la face interne du tibia; en même temps panaris assez profond au niveau de la dernière phalange du petit doigt de la main gauche avec déformation définitive de cette phalangette : ces deux affections ont duré environ 5 à 6 mois. A l'âge de 14 ans, par suite de travaux prolongés à la lumière du gaz et à l'occasion d'un courant d'air, il a eu à l'œil gauche une ophtalmie qu'on a soignée pendant 9 mois à l'hôpital des enfants malades : de sa kératoconjonctivite, il a conservé une diminution dans l'acuité visuelle, obligé pour lire de prendre des lunettes à l'âge de 15 ans : il ne voyait distinctement les objets que de loin ; il a, depuis cette époque, du ptosis de la paupière supérieure gauche (ptosis qu'il attribue à l'application prolongée réitérée des pinces-écarteurs employées dans les diverses opérations ophtalmologiques qu'il a subies). Pas d'otorrhée.

A l'âge de 25 ans, à la suite d'une vive contrariété, il a perdu connaissance pendant une heure environ sans se débattre et sans avoir de convulsions. Il est revenu à lui sans éprouver de paralysies et sans avoir perdu sous lui ses urines et ses selles. Pendant deux jours, il a ressenti une lassitude générale et de violentes palpitations de cœur qui lui ont fait suspendre ses occupations pendant deux à trois jours. Puis cet accident n'a pas présenté de suites ; il a pu continuer son travail : une seconde fois, dans le courant de la même année, sans causes déterminées, il a perdu connaissance à nouveau pendant une heure ; on l'a relevé et il est resté dans les mêmes conditions que la première fois. Entre temps, depuis sa première attaque, il avait du vertige (sensation d'impulsion en avant avec une vitesse énorme).

Ces accès vertigineux se sont augmentés en fréquence depuis son nouvel accident. Chaque fois qu'il se couche du côté gauche, il éprouve la sensation d'une chute et il reste un certain temps avant de reprendre connaissance.

Ces accès vertigineux se sont multipliés jusqu'au mois d'avril, époque à partir de laquelle il n'a plus rien éprouvé de semblable. Le début se faisait par une céphalalgie graduée, sensation de vertige puis chute n'importe comment, sans crises ni mouvement convulsifs. Il se relevait brisé avec des palpitations de cœur, il regagnait son lit et le lendemain il reprenait son service. Dans l'intervalle des attaques, il éprouvait des palpitations cardiaques sous l'influence des émotions vives.

Troubles digestifs. — Au mois d'avril il a commencé par éprouver une soif à intensité graduellement croissante ; ne se faisant d'abord sentir qu'au moment des repas où il buvait plus que de coutume ; plus tard il l'éprouva dans le courant de la journée, vers le mois de mai ; il était obligé de se réveiller la nuit pour consommer de préférence du cidre et de la bière ; dans l'intervalle, la langue et la bouche étaient le siège d'une sécheresse telle qu'il était obligé de se mettre un caillou dans la bouche pour provoquer la salivation, les gencives étaient un peu boursoufflées et saignantes, il a même eu un abcès dentaire au niveau des premières molaires inférieures par suite de carie de deux d'entre elles ; d'ailleurs, ses dents se sont peu déchaussées ; il avait avant son affection une mauvaise dentition qui lui avait occasionné souvent des douleurs névralgiques. Il ne trouve pas de saveur sucrée spéciale aux aliments — toujours le même appétit sans augmentation — cependant il avait, et il a continué à éprouver depuis, une certaine lenteur dans le travail de la digestion ; il a tendance à s'endormir après le repas : depuis l'apparition de sa maladie, cet état congestif s'est peu aggravé, le météorisme abdominal est un peu plus constant ; il est obligé la nuit de s'asseoir sur son lit pour activer la digestion. Pas de vomissements ni de nausées. Depuis le mois d'avril, alternatives de constipation et de diarrhée. Fétidité assez marquée des selles ; pas d'ictère ni de congestion hépatique.

Système cutané. — Avant sa maladie, il suait assez facilement des mains, de la face et du cuir chevelu ; depuis, la diaphorèse s'est assez limitée en ce dernier point. Jamais d'éruptions spéciales. Amaigrissement.

Système nerveux. — Démarche ordinaire non titubante. — Dès le début de la maladie, il a éprouvé une faiblesse musculaire croissante dans les jambes, une certaine paresse pour la marche ; sensations passagères de courbature et de brûlures même à la suite de la moindre fatigue dans toute la continuité des membres inférieurs ; crampes douloureuses la nuit dans les jarrets avec rétraction des divers segments des membres inférieurs, au point de se coucher les jambes pendantes hors du lit ; crampes également dans les pieds, douleurs rénales à forme de lumbago se répétant assez fréquemment et nécessitant l'application de teinture d'iode ; lorsqu'il est debout ou qu'il marche, pas de fourmillement ni de sensations spéciales de froid, chaud, etc. ; il sent bien le parquet, depuis qu'il est à l'hôpital, il a non seulement remarqué une émaciation et un affaiblissement des membres thoraciques, mais encore des douleurs erratiques dans leur continuité (sensations d'élancements dans leurs jointures, constriction en bracelet autour des poignets).

Organes sexuels. — Prétend ne pas avoir eu de rapports sexuels avant l'âge de 25 ans ; depuis il n'a jamais fait d'excès dans ce sens et la frigidité (par absence d'appétit sensuel) s'est montré progressivement.

Etat intellectuel. — Il a toujours aimé la solitude, faisant de la lecture son occupation favorite : son état habituel de tristesse s'est aggravé depuis sa maladie : il fait des rêves nombreux et n'a pas souvent de cauchemars, pas de défaillance de mémoire, pas de tendance à la migraine, pas d'épistaxis.

Urines. — Vers le mois de mai, il a commencé à remarquer qu'il urinait plus que d'habitude, obligé de se réveiller la nuit pour procéder à la miction. Au début, il éprouvait des sensations d'ardeur et de brûlure en urinant ; survenait, après la miction, l'écoulement d'un liquide séreux peu abondant et devenant progressivement muqueux et muco-purulent : dès cette époque, il a remarqué sur sa chemise et sur ses draps de petits cristaux provenant d'après lui de son écoulement ; pas de prurit au gland.

Etat actuel. — On ne constate à son entrée à l'hôpital (en dehors des résultats fournis par les analyses ci-jointes) que peu de choses en plus de l'état général précédemment décrit. Rien au cœur ni aux poumons, le foie et la rate présentent leur volume normal ; l'émaciation ne fait que progresser aussi bien aux membres thoraciques qu'aux membres inférieurs, le reflexe patellaire est peu marqué ; il est peut-être un peu plus sensible à la jambe droite qu'à la jambe gauche, où il a eu d'ailleurs son ostéo-périostite.

Cessation de l'odontalgie, il ressent par intervalles (la nuit comme le jour), des secousses dans les membres inférieurs ; l'insomnie est à peu près complète par suite de la polyurie et des crampes; l'appétit est conservé comme auparavant.

Régime.— A son entrée, on le met à la ration habituelle des hôpitaux sans médicament spécial :

> Tisane de houblon, un litre et demi environ ;
> Nourriture à quatre degrés ;
> Vin, quantité habituelle.

23 août. On commence à lui donner du bromure de potassium (4 grammes) qui lui est continué avec le régime précédent jusqu'au 4 septembre, époque à laquelle on a supprimé ce médicament qui n'exerçait aucun effet thérapeutique sur son état général ni sur ses crampes.

5 septembre. On a commencé le régime spécial aux diabétiques sans médicaments.

7 septembre. Lait, trois litres : pain ordinaire, pas de légumes féculents.

8 septembre. Pain de gluten (1 kilogramme par jour), un litre de lait.

9 septembre. Il a éprouvé des coliques et de la diarrhée. (Voir le tableau des urines pour le régime. *(Consulter la planche 1.).*

A partir de ce jour on lui a administré 5 pilules de valériane à 0,20, les troubles digestifs ont diminué, le 10 et le 11 on a élevé la dose jusqu'à 10 pilules ; le 12, à 15 pilules; le 14, à 20 pilules jusqu'au 19 septembre, époque à laquelle on a maintenu seulement le régime.

Le 22 septembre, on a repris avec le régime approprié, 4 grammes de bromure et le 23, 6 grammes de bromure, le 26, suppression du bromure.

Le 27, on a commencé par une granule de un millligramme de sulfate de strychnine.

Le 28, 3 granules.

Le 29, 5 granules qu'on a continué jusqu'au 5 octobre, époque à laquelle on les a supprimées.

Le 8 octobre, une pilule d'iodoforme de cinq centigrammes.

Le 9 octobre, 2 pilules — — —

Le 10 octobre, 3 pilules — — . —

Le 12 octobre, 4 — — — —

Le 15 octobre, 5 — — — —

Le 16 octobre, le malade est parti pour Vincennes.

En somme, les divers traitements imposés n'ont pas beaucoup modifié le quantum ni la nature de ses urines il a continué à maigrir comme l'indique la série de ses pesées successives :

Poids,	5 septembre.		55 kilogrammes	
—	12	—	52	—
—	19	—	49	—
—	26	—	49	—
—	3 octobre . .		48	—
—	10	—	49	—

Cependant, à sa sortie, il est resté à 49 kilos ; il buvait, dès son entrée à l'hôpital un litre et demi en plus du nombre de litres d'urines qu'il rendait dans l'espace de 24 heures : ce n'est qu'à partir des premiers jours du mois d'octobre que ses fonctions digestives s'accomplissent plus régulièrement ; il n'a fait que boire autant qu'il urinait.

Pour son régime spécial, il prenait d'abord 500 grammes de viande, puis les premiers jours d'octobre 250 grammes de viande, son pain de gluten s'était abaissé vers la même époque du poids de 1,000 grammes à celui de 375 ou 500 grammes.

Persistance de l'abolition du reflexe patellaire constaté le 13 septembre et étudié à peu près tous les jours, jusqu'au moment de sa sortie. A cette époque, suppression complète de crampes douloureuses, diminution de la quantité d'urine, du sucre et de matières azotées.

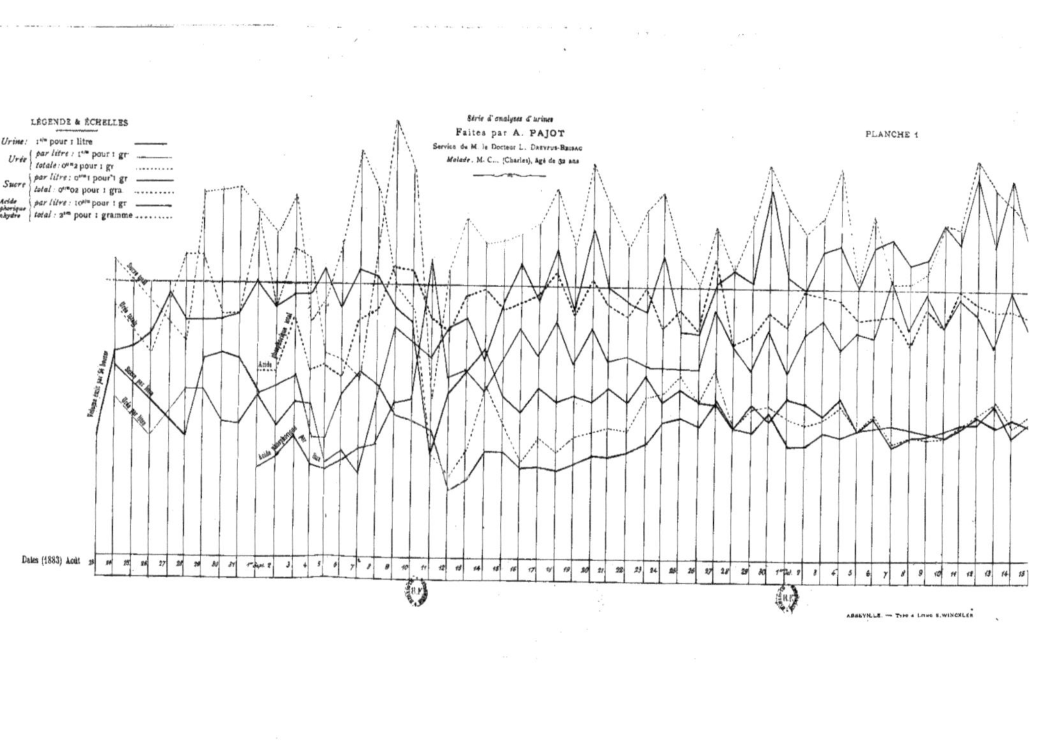

LÉGENDE & ÉCHELLES
Urine : 1ᶜᵐ pour 1 litre
Urée { par litre : 1ᶜᵐ pour 1 gr
totale : 0ᶜᵐ2 pour 1 gr
Sucre { par litre : 0ᶜᵐ1 pour 1 gr
total : 0ᶜᵐ02 pour 1 gra.
Acide phorique nhydre { par litre : 10ᶜᵐ pour 1 gr
total : 2ᶜᵐ pour 1 gramme
Série d'analyses d'urines
Faites par A. PAJOT
Service de M. le Docteur L. Dreyfus-Brisac
Malade . M. C... (Charles), Agé de 32 ans
PLANCHE 1
Sucre par litre
Urée totale
Acide phosphorique total
Dates (1883) Août
24 25 26 27 28 29 30 31 1ᵉʳ Sept. 2 3 4 5 6 7 8 9 10 11 12 13 14 15 16 17 18 19 20 21 22 23 24 25 26 27 28 29 30 1ᵉʳ Oct. 2 3 4 5 6 7 8 9 10 11 12 13 14 15
ABBEVILLE. — Typo & Litho E. WINCKLER

Ire Série d'Analyses d'urines

C... (Charles), 62 ans
(*A suivre.*)
PLANCHE N° I

DATE 1883	URINE ÉMISE par 24 heures	URÉE		SUCRE		ACIDE PHOSPHOR. ANHYDRE		DENSITÉ	TRAITEMENT	EXTRAIT sec par litre	RAPPORT de l'urée à l'extrait sec	RAPPORT de l'acide phosphorique à l'urée	RAPPORT du GLUCOSE à l'urée
		PAR LITRE	TOTAL	PAR LITRE	TOTAL	PAR LITRE	TOTAL						
	litre	gram.	gram.	gram.	gram.	gram.	gram.			gram.			
23 Août	4.5	»	»	»	»			»	Bromure de potassium 4 gram.	66..	1/10.81		11.840
24 »	7.8	6.10	47.58	72.22	503.			1.030	— — 4 —				
25 »	8.	»	»	»	»			»	— — 4 —	70.40	1/15.64		
26 »	8.5	4.50	38.25	»	»			1.032	— — 4 —				
27 »	10.	»	»	»	»			»	— — 4 —				
28 »	9.	6.34	57.06	45.45	409.05	»	»	1.030	— — 4 —	66.	1/10.41		7.168
29 »	9.	6.34	57.06	76.80	691.20	»	»	1.036	— — 4 —	79.20	1/12.49		12.110
30 »	9.	5.15	46.35	77.38	696.42	»	»	1.035	— — 4 —	77.	1/14.95		15.020
31 »	9.25	5.	46.25	76.17	704.57	»	»	1.036	— — 4 —	79.20	1/15.84		15.230
1 Sept	10.5	6.15	64.575	63.11	662.65	0.336	3.528	1.033	— — 4 —	72.60	1/11.80	1/18.30	10.260
2 »	9.5	4.93	46.835	64.97	617.21	0.368	3.496	1.034	— — 4 —	74.80	1/15.17	1/13.39	13.170
3 »	10.	5.875	58.75	69.03	690.32	0.456	4.560	1.035	— — 4 —	77.	1/13.11	1/12.89	11.760
4 »	10.	5.75	57.50	45.09	450.90	0.352	3.520	1.035	Pas de médicament	77.	1/13.39	1/16.83	7.84
5 »	11.	3.54	38.94	44.71	491.81	0.333	3.663	1.034	— — . .	74.80	1/21.13	1/10.63	12.630
6 »	9.5	3.95	37.52	63.04	598.88	0.360	3.420	1.035	— — . .	77	1/19.49	1/10.97	15.900
7 »	11.	3.07	33.77	70.57	776.27	0.408	4.488	1.035	— — . .	77.	1/25.08	1/ 7.52	22.980
8 »	10.75	5.45	58.587	66.03	709.82	0.436	4.687	1.034	— — . .	74.80	1/13.72	1/12.50	12.110
9 »	9.5	8.8	83.60	54.81	520.69	0.584	5.548	1.029	Extrait de Valériane 1 gram	63.80	1/ 7.25	1/15.06	6.228

| DATES 1883 | URINE ÉMISE par 24 heures | URÉE | | SUCRE | | ACIDE PROSPHOR. ANHYDR | | DENSITÉ | TRAITEMENT | EXTRAIT sec par litre | RAPPORT de l'urée à l'extrait sec | RAPPORT de l'acide phosphorique à l'urée | RAPPORT du GLUCOSE à l'urée |
		PAR LITRE	TOTAL	PAR LITRE	TOTAL	PAR LITRE	TOTAL						
	litres	gram.	gram.	gram.	gram.	gram.	gram.			gram.			
10 Sept	9.	8.29	74.61	52.52	472.68	0.607	5.464	1.0295	Extrait de Valériane 1 gram.	64.90	1/ 7.82	1/13.65	6.335
11 »	4.	7.6	30.40	48.72	194.88	1.144	4.576	1.030	— — 2 —	66.	1/ 8.68	1/ 6.64	6.410
12 »	6.25	8.8	55.	25.44	159.	0.686	4.290	1.021	— — 3 —	46.20	1/ 5.25	1/12.82	2.891
13 »	7.	9.20	64.40	29.54	206.78	0.715	5.005	1.023	— — 3 —	50.60	1/ 5.50	1/12.86	3.210
14 »	8.	7.50	60.	41.26	330.08	0.638	5.104	1.027	— — 3 —	59.40	1/ 7.92	1/11.75	5.501
15 »	6.2	9.75	60.45	40.80	252.96	0.759	4.705	1.027	— — 4 —	59.40	1/ 6.09	1/12.8	4.184
16 »	5.5	11.2	61.60	34.50	189.75	0.880	4.840	1.027	— — 4 —	59.40	1/ 5.30	1/12.72	3.080
17 »	6.5	9.8	63.70	35.23	228.99	0.770	5.005	1.031	— — 4 —	68.20	1/ 6.96	1/12.72	3.594
18 »	6.	11.75	70.50	33.92	203.52	0.902	5.412	1.034	— — 4 —	74.80	1/ 6.36	1/13.02	2.886
19 »	6.25	9.40	58.75	36.83	230.18	0.733	4.581	1.0345	Pas de médicament..	75.90	1/ 8.07	1/12.83	3.918
20 »	6.	12.60	75.60	40.	240.	0.880	5.280	1.036	— — — ..	66.	1/ 5.24	1/14.32	3.174
21 »	6.5	10.30	66.95	39.	253.50	0.748	4.862	1.033	— — — ..	72.60	1/ 7.05	1/13.77	3.786
22 »	6.	9.82	58.92	41.	246.	0.770	4.620	1.033	Bromure de Potassium 4 gr.	72.60	1/ 7.39	1/12.75	4.175
23 »	7.	9.495	66.46	44.32	310.24	0.736	5.152	1.029	— — 4 —	63.80	1/ 6.72	1/12.90	4.670
24 »	6.	11.52	69.12	52.83	316.98	0.737	4.422	1.032	— — 6 —	70.40	1/ 6.11	1/15.63	4.587
25 »	6.50	8.74	56.81	54.47	354.05	0.730	4.745	1.031	— — 6 —	68.20	1/ 7.80	1/11.97	6.232
26 »	6.	8.64	51.84	50.28	301.68	0.726	4.356	1.032	Pas de médicament..	70.40	1/ 8.14	1/14.90	5.810
27 »	6.	10.60	63.60	61.51	369.12	0.957	5.742	1.034	Sulfate de Strychnine 4 milligr.	74.80	1/ 9.05	1/11.07	5.803

OBSERVATION I — Iʳᵉ Série d'Analyses d'urines — C... (Charles), 62 ans
(Suite et fin.)
PLANCHE Nº I

DATES 1883	URINE ÉMISE par 24 heures	URÉE PAR LITRE	URÉE TOTAL	SUCRE PAR LITRE	SUCRE TOTAL	ACIDE PHOSPHOR. ANHYDRE PAR LITRE	ACIDE PHOSPHOR. ANHYDRE TOTAL	DENSITÉ	TRAITEMENT	EXTRAIT sec par litre	RAPPORT de l'urée à l'extrait sec	RAPPORT de l'acide phosphorique à l'urée	RAPPORT du GLUCOSE à l'urée
	litres	gram.	gram.	gram.	gram.	gram.	gram.			gram.			
28 Sept	5.	11.	55.	49.85	249.25	0.814	4.070	1.304	Sulfate de Strychnine 1 milligr.	74.80	1/ 6.80	1/13.51	4.531
29 »	6.	10.60	63.60	48.72	292.32	0.708	4.248	1.033	— — 5 —	72.60	1/ 6.85	1/14.97	4.596
30 »	5.33	14.10	75.15	56.54	301.35	0.880	4.690	1.035	— — 6 —	77.	1/ 5.46	1/16.02	3.993
1 Oct.	6.2	10.80	66.96	43.61	270.38	0.709	4.396	1.033	— — 8 —	72.60	1/ 6.72	1/15.23	4.228
2 »	6.	10.30	61.80	43.82	262.92	0.856	5.136	1.033	— — 8 —	72.60	1/ 7.05	1/12.03	4.254
3 »	5.5	11.80	64.90	48.58	267.19	0.915	5.032	1.033	— — 8 —	72.60	1/ 6.15	1/12.89	4.117
4 »	6.25	12.	75.	47.	293.75	0.792	4.950	1.032	— — 8 —	70.40	1/ 5.86	1/15.15	3.916
5 »	5.	10.40	52.	49.73	248.65	0.873	4.365	1.033	Pas de médicament..	72.60	1/ 6.98	1/11.92	4.781
6 »	5.5	11.90	65.45	50.80	279.40	0.853	4.691	1.031	— — —	68.20	1/ 5.73	1/13.95	4.268
7 »	4.33	12.20	52.82	51.50	222.99	1.076	4.659	1.032	— — —	70.40	1/ 5.77	1/11.33	4.221
8 »	4.66	11.32	52.75	50.	233.	0.873	4.068	1.035	Iodoforme 5 centig.	77.	1/ 6.80	1/12.97	4.416
9 »	4.75	11.57	54.95	48.73	231.46	1.016	4.826	1.034	— 10	74.80	1/ 6.46	1/11.39	4.211
10 »	5.	12.90	64.50	48.	240.	0.884	4.420	1.031	— 15	68.20	1/ 5.29	1/14.39	3.721
11 »	5.2	12.10	62.92	50.	260.	1.	5.200	1.031	— 15	68.20	1/ 5.63	1/12.10	4.132
12 »	5.2	14.70	72.80	55.	286.	0.940	4.888	1.032	— 20	70.40	1/ 4.79	1/15.63	3.740
13 »	6.	11.80	70.80	51.	306.	0.795	4.770	1.032	— 20	70.40	1/ 5.96	1/14.84	4.322
14 »	4.66	14.60	68.03	54.	251.64	1.030	4.779	1.033	— 20	72.60	1/ 4.97	1/14.17	3.698
15 »	5 33	11.70	62.36	52.	277.16	0.863	4.599	1.034	— 20	74.80	1/ 6.30	1/13.55	4.444

    IIe Série d'Analyses d'urines

ZAN... (Philippe-Joseph)
51 ans
(*A suivre.*)
PLANCHE N° 2

DATES 1884	QUANTITÉ D'URINE ÉMISE.	QUANTITÉ DE SUCRE par litre	QUANTITÉ TOTALE DE SUCRE	RÉGIME ORDINAIRE A QUATRE DEGRÉS
Avril 16-17	31.00	5.18	15.54	
« 17-18	3 »	10.37	31.11	
« 18-19	3 »	11.73	35.19	
« 19-20	2.50	17.00	44 »	
« 20-2	3.50	40.70	142.45	
« 21-22	4 »	17.22	68.88	
« 22-23	3.50	20.32	71.12	
« 23-24	»	18.67	»	
« 24-25	1.00	23.34	23.34	
« 25-26	0.90	23.59	21.23	
« 26-27	»	7.20	»	
« 27-28	»	18.59	»	
« 28-29	»	9.33	»	
« 29-30	2.50	19.73	49.32	
» 30-1	»	19.35	»	
Mai 1-2	»	25.10	»	
« 2-3	»	31.13	»	
« 3-4	»	20.79	»	
Juin 8-9	3.35	20.88	69.95	Pas de médicament.
« 9-10	4 »	22.13	88.52	

IIᵉ Série d'Analyses d'urines

ZAN... (Philippe-Joseph)
51 ans
(A suivre.)
PLANCHE N° 2

DATES 1884	QUANTITÉ D'URINE ÉMISE	QUANTITÉ DE SUCRE PAR LITRE	QUANTITÉ TOTALE DE SUCRE	RÉGIME ORDINAIRE A QUATRE DEGRÉS
Juin 10-11	3.60	24.83	89.39	Pas de médicaments
« 11-12	4.20	20.06	84.25	
« 12-13	3.30	27.84	92.20	
» 13-14	5.20	32.45	168.74	
« 14-15	5.10	29.52	150.55	
» 15-16	5.00	26.51	132.55	Bromure de potassium 8 gram. par jour
« 16-17	3.50	29.37	102.79	
» 17-18	4.00	26.36	105.44	
» 18-19	4.20	25.89	108.74	
« 19-20	3.90	19.03	70.41	
» 20-21	3.80	18.81	71.48	Pas de médicaments
« 21-22	3.20	"	"	
« 22-23	8.50	11.40	39.90	
» 23-24	3.60	14.08	50.69	
« 24-25	3.80	14.52	55.18	Seigle ergoté pulvérisé
« 25-26	3.50	12.10	42.35	Grammes
» 26-27	3.20	14.31	45.79	0.50 — 0.75 — 0.75 — 0.75 — 0.75 — 0.75
« 27-28	3.70	15.84	58.61	
« 28-29	3.20	7.26	23.23	
« 29-30	3.60	17.27	62.17	

DIABÈTE SUCRÉ **IIe Série d'Analyses d'urines** ZAN... (Philippe-Joseph)
51 ans
(A suivre.)

DATES 1884	QUANTITÉ D'URINE ÉMISE	QUANTITÉ DE SUCRE PAR LITRE	QUANTITÉ TOTALE DE SUCRE	RÉGIME ORDINAIRE A QUATRE DEGRÉS
Juillet 30-1	3.50	14.07	49.24	Seigle ergoté pulvérisé 0.75
« 1-2	3.60	14.11	50.80	
« 2-3	3.20	19.36	61.95	
« 3-4	3.90	16.17	63.06	
« 4-5	4.20	18.58	78.04	Iodoforme sous forme pilulaire Centigrammes
« 5-6	3.60	15.60	56.16	5 — 10 — 10 — 15 — 15 — 20 — 20 — 20
« 6-7	3.20	13.70	43.84	
« 7-8	3.50	15.60	54.46	
« 8-9	4.20	13.70	79.84	
« 9-10	4.50	15.56	100.80	
« 10-11	5.00	19.01	132.80	
« 11-12	4.00	22.40	»	Pas de médicament
« 12-13	3.50	26.56	55.47	
« 13-14	3.00	»	53.88	
« 14-15	4.20	15.85	74.26	Extrait d'opium Centigrammes
« 15-16	3.50	17.96	77.00	6 — 6 — 6 — 10 — 10 — 16 — 16 —
« 16-17	3.40	16.68	67.05	
« 17-18	3.80	22.00	72.12	
« 18-19	3.60	19.72	41.33	
« 19-20	3.50	18.98	35.73	

IIe Série d'Analyses d'urines

ZAN... (Philippe-Joseph)
51 ans
(*A suivre.*)
PLANCHE N° 2

DATES (1884)	QUANTITÉ D'URINE ÉMISE	QUANTITÉ DE SUCRE PAR LITRE	QUANTITÉ TOTALE DE SUCRE	RÉGIME ORDINAIRE A QUATRE DEGRÉS
Juillet 20-21	3.00	8.53	25.59	
" 21-22	2.90	5.18	15.02	
" 22-23	3.10	2.17	6.73	Extrait d'opium
" 23-24	3.40	5.27	17.95	Centigrammes 20 — 20 — 20
" 24-25	1.30	2.48	3.22	10 — 10 — 10
" 25-26	1.60			
" 26-27	1.60	5.18	9.29	
" 27-28	2.00	3.20	6.40	
" 28-29	2.20	5.53	12.17	Pas de médicament
" 29-30	2.00	5.29	10.58	
" 30-31	2.70	5.54	14.96	
Août 31-1	1.50	6.90	10.30	
" 1-2	2.20			
" 2-3	2.00	7.56	15.12	Hydrate de chloral, 1 gramme cinquante par jour
" 3-4	3.50	5.87	14.67	
" 4-5	2.00	8.30	16.60	
" 5-6	2.75	12.10	33.27	
" 6-7	2.20	18.98	41.76	
" 7-8	2.60	31.13	80.94	Pas de médicament.
" 8-9	3.50	17.95	62.82	

DATES (1884)	QUANTITÉ D'URINE ÉMISE	QUANTITÉ DE SUCRE PAR LITRE	QUANTITÉ TOTALE DE SUCRE	RÉGIME ORDINAIRE A QUATRE DEGRÉS
Juillet 9-10	3.00	22.77	68.31	
Sept. 13-14	1.80	1.97	3.55	
" 14-15	2.80	8.63	24.16	
" 15-16	2.35	9.10	20.93	Pas de médicament.
" 16-17	2.20	28.69	63.12	
" 17-18	2.30	18.05	41.51	
" 18-19	2.50	17.90	44.75	Extrait d'opium — 0 gr. 10 — 0 gr. 10
" 19-20	1.50			
Nov. 25-26	3.50	31.13	108.95	Hydrate de chloral
" 26-27	3.00	27.85	83.55	Grammes 3 — 3 — 3
" 27-28	3.40	30.19	102.65	
" 28-29	3.50	31.13	108.95	
" 29-30	2.70	30.20	81.54	Extrait de seigle ergoté
" 30-1	3.00	26.93	80.79	Grammes 2 — 2 — 2 — 2 —
Déc. 1-2	2.50	28.93	27.32	Le malade part pour son pays ;
8 2-3	3.00	27.30	81.90	il marche à béquilles.
" 3-4	3.50	25.47	89.14	

Le malade part pour son pays ; il marche à béquilles.

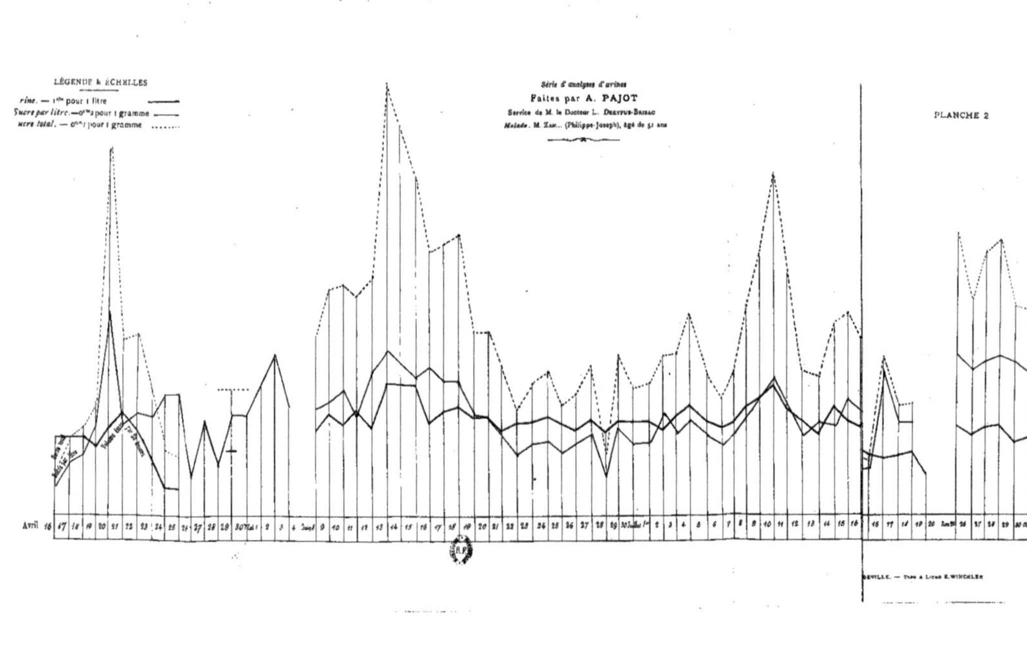

LÉGENDE & ÉCHELLES
rine. — 1ᵐᵉ pour 1 litre
Sucre par litre.—0ᵐᵉ2 pour 1 gramme
ucre total. — 0ᵐᵉ1 pour 1 gramme
Série d'analyses d'urines
Faites par A. PAJOT
Service de M. le Docteur L. DREYFUS-BRISAC
Malade. M. ZAN... (Philippe-Joseph), âgé de 51 ans
PLANCHE 2
Avril
SEVILLE. — TYPO & LITHO E. WINCKLER

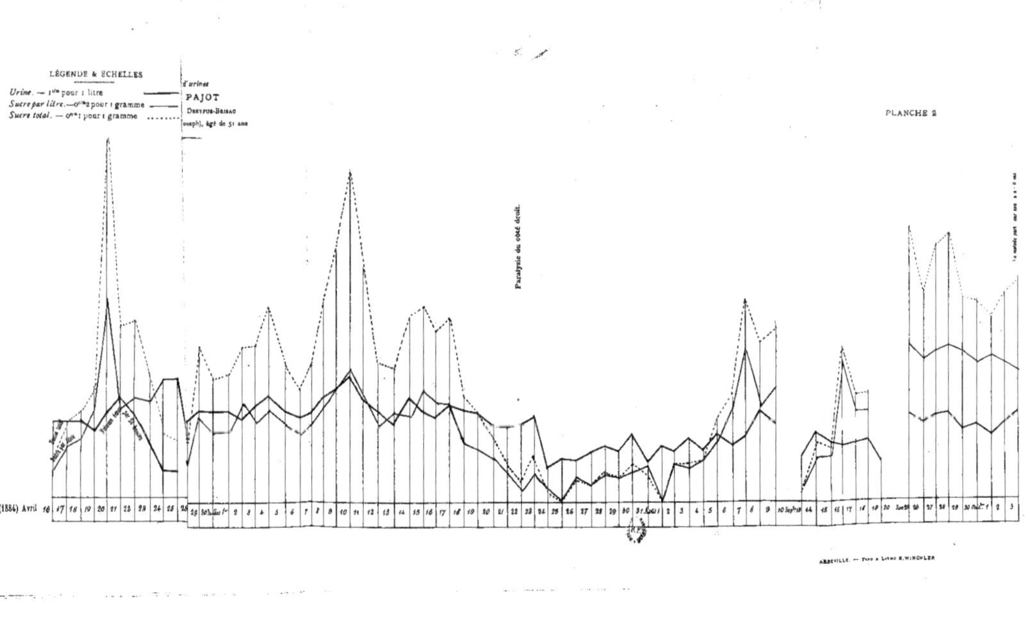

LÉGENDE & ÉCHELLES
Urine. — 1 lit pour 1 litre
Sucre par litre. — 0 mm 2 pour 1 gramme
Sucre total. — 0 mm 1 pour 1 gramme
d'urines
PAJOT
DREYFUS-BRISAC
(oseph), âgé de 51 ans
PLANCHE 2
Paralysie du côté droit.
(1884) Avril 16 17 18 19 20 21 22 23 24 25 29 30 31 Mai 1er 2 3 4 5 6 7 8 9 10 11 12 13 14 15 16 17 18 19 20 21 22 23 24 25 26 27 28 29 30 31 Juin 1 2 3 4 5 6 7 8 9 10 Sept 14 15 16 17 18 19 20 Oct 26 27 28 29 30 Oct 1 2 3
ABBEVILLE. — Typo & Litho E. WINCKLER

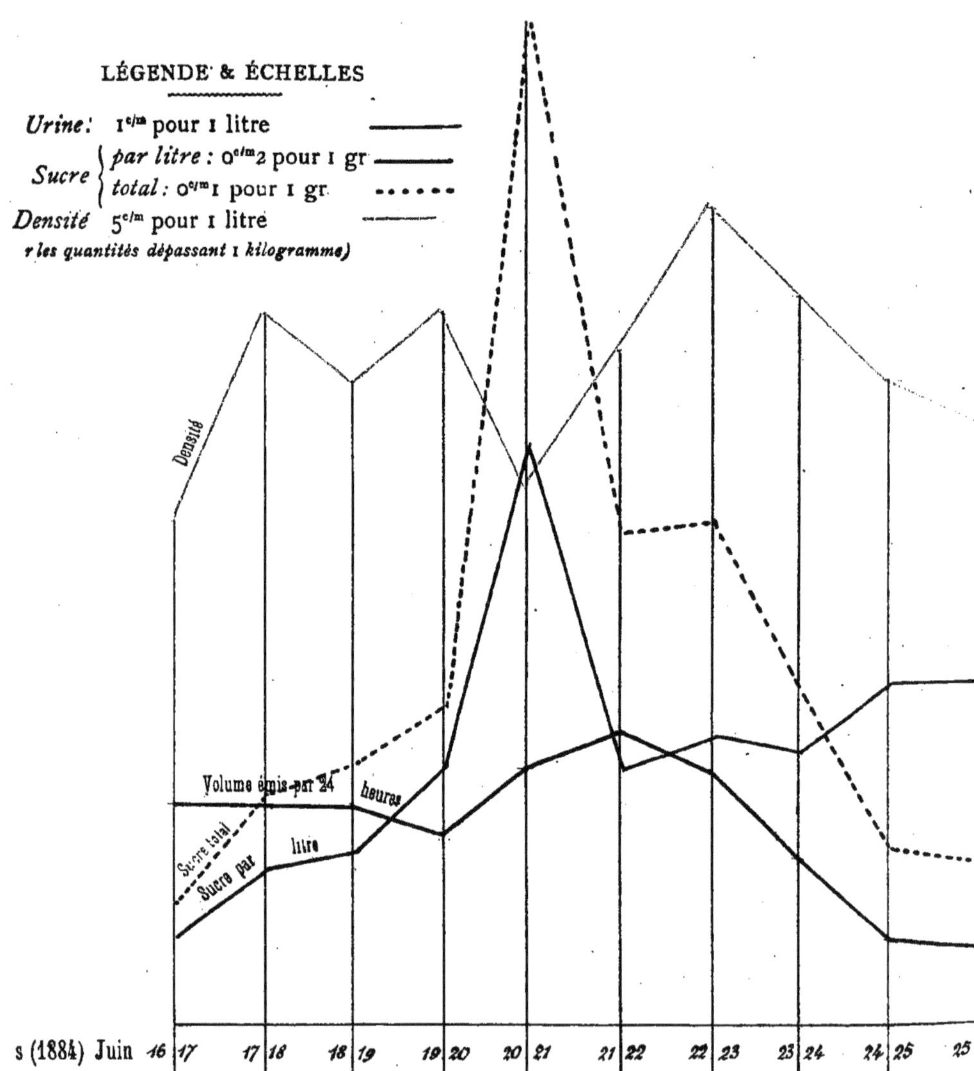

Série d'analyses d'urines
Faites par A. PAJOT
Service de M. le Docteur L. Dreyfus-Brisac
Malade. M. Zan... (Philippe-Joseph), âgé de 51 ans

LÉGENDE & ÉCHELLES
Urine: 1 c/m pour 1 litre
Sucre { par litre : 0 c/m 2 pour 1 gr
total : 0 c/m 1 pour 1 gr
Densité 5 c/m pour 1 litre
r les quantités dépassant 1 kilogramme)

Densité
Volume émis par 24 heures
Sucre total
Sucre par litre

s (1884) Juin 16 17 17 18 18 19 19 20 20 21 21 22 22 23 23 24 24 25 25

DIABÈTE SUCRÉ

IIe Série d'Analyses d'urines

ZAN... (Philippe-Joseph)
51 ans
(A suivre.)
PLANCHE N° 3

DATES (1884)	URINE ÉMISE par 24 heures	QUANTITÉ DE SUCRE		DENSITÉ	RÉGIME ORDINAIRE à 4 degrés
		PAR LITRE	TOTALE		
Juin	Lit. cent.	Gr. cent.	Gr. cent.	Kil. gr.	Bromure de potassium par jour
Du 16 — 17	3. »	5.18	15.54	1.014	8 grammes
17 — 18	3. »	10.37	31.11	1.020	8 —
18 — 19	3. »	11.73	35.19	1.018	8 —
10 — 20	2.50	17.60	44. »	1.020	8 —
20 — 21	3.50	40.70	142.45	1.015	Pas de médicament
21 — 22	4. »	17.22	68.88	1.019	
22 — 23	3.50	20.32	71.12	1.023	—
23 — 24	»	18.67	»	»	—
24 — 25	1. »	23.34	23.34	1.018	Seigle ergoté pulvérisé 0 gramme 50
25 — 26	».90	23.59	21.23	1.017	0 — 75

DIABÈTE SUCRÉ IIe Série d'Analyses d'urines

DATES (1884)	URINE ÉMISE par 24 heures	SUCRE		ACIDE PHOSPHORIQUE ANHYDRE		ALBUMINE		RÉGIME ORDINAIRE DE QUATRE DEGRÉS	
		PAR LITRE	TOTAL	PAR LITRE	TOTAL	PAR LITRE	TOTAL	SEIGLE ERGOTÉ PULVÉRISÉ CENTIGRAMMES	IODOFORME SOUS FORME PILULAIRE CENTIGRAMMES
	lit. c.	gr. c.	gr. c.	gr. c.	gr. c.	gr. c.	gr. c.		
Du 24 au 25 Juin	3.80	14.52	55.18	0.378	1.436	»	»	75	»
— 25 — 26 —	3.50	12.10	42.35	0.518	1.813	1.75	6.12	75	»
— 26 — 27 —	3.20	14.31	45.79	0.448	1.433	1.50	4.80	75	»
— 27 — 28 —	3.70	15.84	58.61	0.996	3.685	1. »	3.70	75	»
— 28 — 29 —	3.20	7.26	23.23	»	»	1.70	5.44	75	»
— 29 — 30 —	3.60	17.27	62.17	0.616	2.218	1. »	3.60	75	»
du 30 au 1er Juillet	3.50	14.07	49.24	0.588	2.058	1.80	6.30	»	5
— 1 — 2 —	3.60	14.11	50.80	0.588	2.117	1.70	6.12	»	10
— 2 — 3 —	3.20	19.36	61.95	0.616	1.971	1. »	3.20	»	10
— 3 — 4 —	3.90	16.17	63.06	»	»	1.50	5.85	»	15

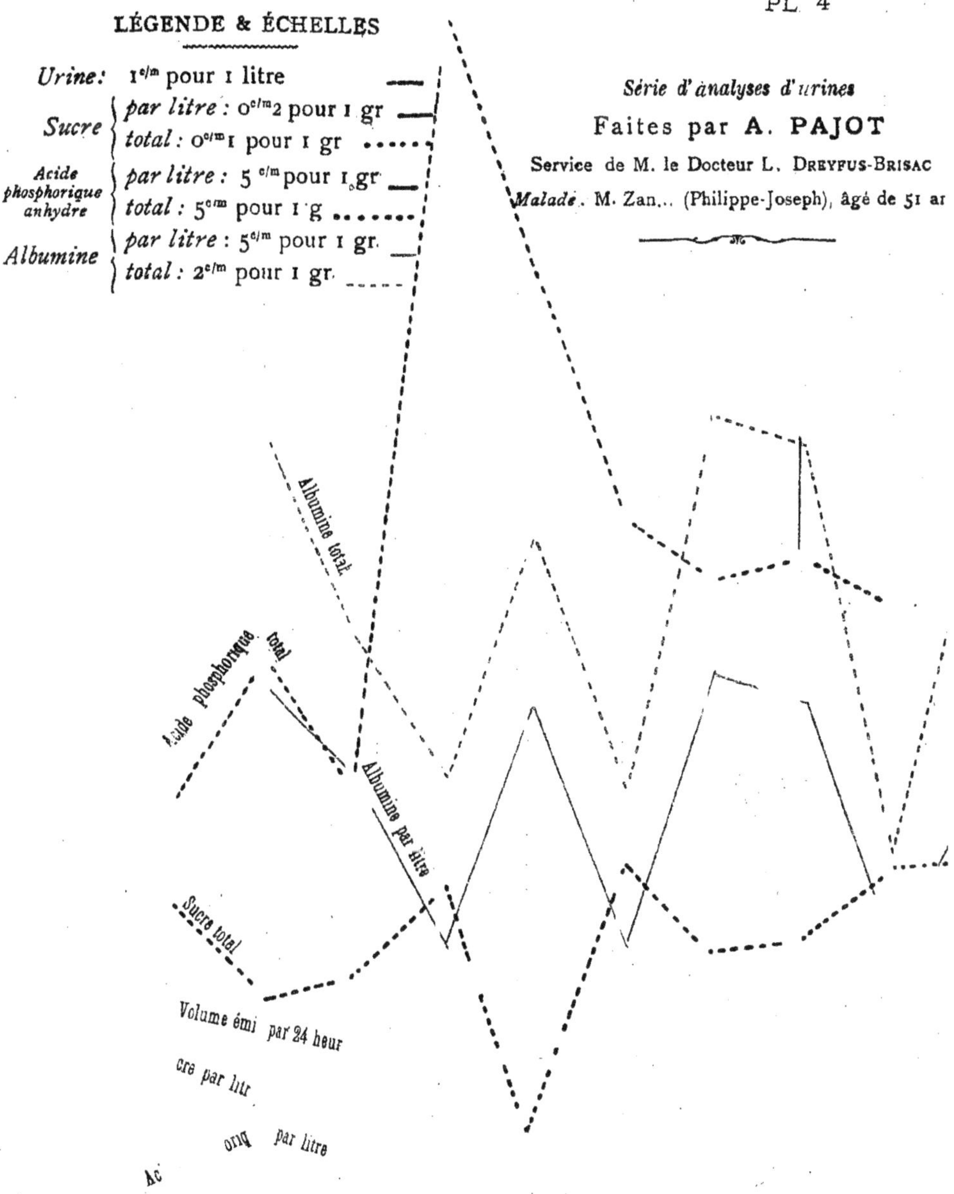

LÉGENDE & ÉCHELLES
Urine: 1 c/m pour 1 litre
Sucre { par litre : 0 c/m 2 pour 1 gr
total : 0 c/m 1 pour 1 gr
Acide phosphorique anhydre { par litre : 5 c/m pour 1 gr
total : 5 c/m pour 1 g
Albumine { par litre : 5 c/m pour 1 gr.
total : 2 c/m pour 1 gr.
Série d'analyses d'urines
Faites par A. PAJOT
Service de M. le Docteur L. Dreyfus-Brisac
Malade. M. Zan... (Philippe-Joseph), âgé de 51 an
Albumine total
Acide phosphorique total
Albumine par litre
Sucre total
Volume émi par 24 heur
cre par litr
oriq par litre
Ac
Dates (1884) Juin 24 25   25 26   26 27   2 28   28 29   29 30   30 1." Juillet 1 2   2 3
ABBEVILLE. — Typo & Litho E. WINCKLER

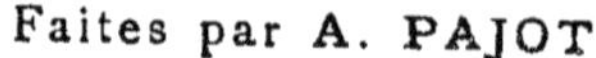

PL.5
LÉGENDE ET ÉCHELLES
Urine émise : 10°/m pour 1re
Sucre par litre : 0°/m5 pour 1 gr
Sucre total : 1°/m pour 1 gr
Série d'analyses d'urines
Faites par A. PAJOT
Service de M. le Docteur L. DREYFUS-BRISAC
Malade. M. ZAN... (Philippe-Joseph), âgé de 51 ans
Urines émises du 8 au 9 juin 1884 et recueillies
à chaque émission. 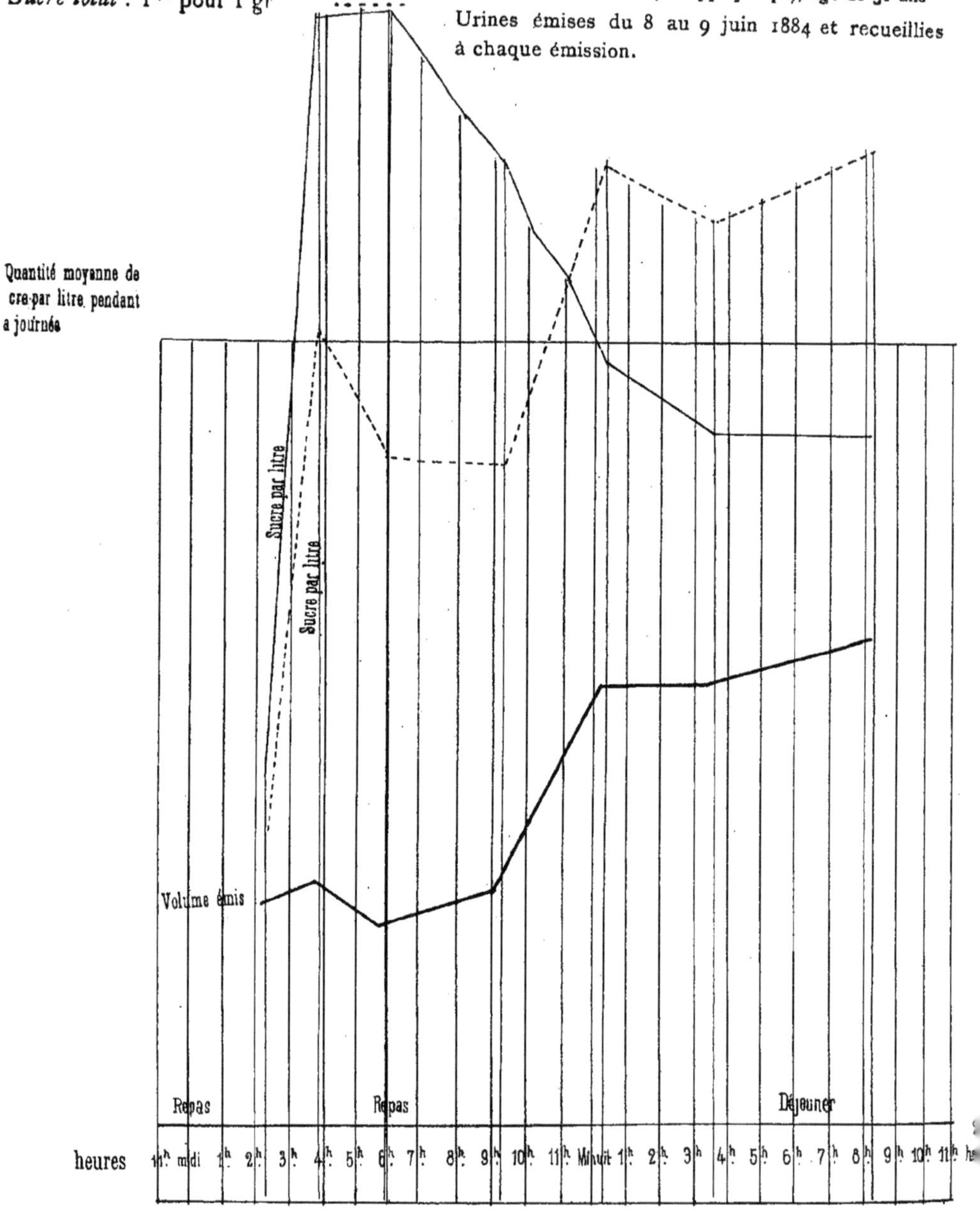
Quantité moyenne de cre par litre pendant a journée
Sucre par litre
Sucre par litre
Volume émis
Repas
Repas
Déjeuner
heures
11h midi 1h 2h 3h 4h 5h 6h 7h 8h 9h 10h 11h Minuit 1h 2h 3h 4h 5h 6h 7h 8h 9h 10h 11h h
ABBEVILLE. — TYPO & LITHO E.WINCKLER

IIᵉ Série d'Analyses d'urines

Zan.... (Philippe-Joseph)
51 ans

Urines émises du 8 au 9 juin 1884 et recueillies a chaque émission.

HEURES	HEURES DES ÉMISSIONS d'urine	QUANTITÉ D'URINE émise	QUANTITÉ de SUCRE PAR LITRE	QUANTITÉ TOTALE de sucre	TRAITEMENT
11	Heures Minutes	Lit. cc	Grammes Centigrammes	Grammes Centigrammes	
Repas : midi	»	»	»	»	
1	»	»	»	»	
2	2.10	330	13.13	4.33	
3	»	»	»	»	
4	3.45	360	32.16	11.58	
5	»	»	»	»	
Repas : 6	5.50	295	32.75	9.66	
7	»	»	»	»	
8	»	»	»	»	
9	9.10	350	28.01	9.80	
10	»	»	»	»	
11	»	»	»	»	
Minuit	12.15	655	21.85	14.31	
1	»	»	»	»	
2	»	»	»	»	
3	3.50	650	20.00	13.00	
4	»	»	»	»	
5	»	»	»	»	
Déjeuner 6	»	»	»	»	
7	»	»	»	»	
8	8.10	710	20.05	14.24	
9	»	»	»	»	
10	»	»	»	»	
11	»	»	»	»	
24 heures		3350 onces	22 gr. 96	76 gr. 92	

DATES 1884	QUANTITÉ D'URINE ÉMISE	QUANTITÉ DE SUCRE PAR LITRE	QUANTITÉ TOTALE DE SUCRE	RÉGIME HYGIÉNIQUE SPÉCIAL AUX DIABÉTIQUES (Pain de gluten, etc...)
	Lit. cent.	Gr. cent.	Gr. cent.	
Juin 11	3.50	54.34	190.19	Régime ordinaire à quatre degrés.
— 12	3. »	59.39	178.17	
— 13	2.70	50.38	136.03	Bromures de potassium, de sodium et d'ammonium. — 3 grammes de chaque par jour.
— 14	3.50	61.38	214.83	
— 15	4.50	65.34	294.03	
— 16	3.50	63.36	221.76	Le 17 fièvre : le malade a peu mangé.
... 17	4. »	40.39	197.56	Suppression des trois bromures.
— 18	2.75	38.72	106.48	AzH⁴Br, NaBr, KBr, àâ, 3 gr.
— 19	5. »	41.61	208.05	
— 20	6.50	52.25	339.62	2 / 3 / 4 / 5 / 6 — Centigrammes de belladone ; 20 / 30 / 40 / 50 / 60 — Centigrammes d'extrait de valériane
— 21	»	»	»	
— 22	5. »	44.88	224.40	
— 23	4.25	55. »	233.75	
... 24	2.40	63.25	151.80	

DATES 1884	QUANTITÉ D'URINE ÉMISE	QUANTITÉ DE SUCRE PAR LITRE	QUANTITÉ TOTALE DE SUCRE	RÉGIME HYGIÉNIQUE SPÉCIAL AUX DIABÉTIQUES (Pain de gluten, etc...)				
	Lit. cent.	Gr. cent.	Gr. cent.					
Juin 25	1.80	47.41	85.34	8	Centigrammes de belladone	80	Centigrammes d'extrait de valériane	
— 26	2. »	45.54	91.08	8		80		
— 27	2. »	43.23	86.46	10		100		
— 28	1.75	51.81	90.66	10		100		
— 29	1.80	51.48	92.66	10		100		
— 30	2.40	44.92	107.81	12		120		
Juillet 1er	2.30	35.95	82.68	6		60		
— 2	2. »	44.77	89.54					
— 3	2. »	13.80	27.60	Pas de médicament				
— 4	2. »	48.58	97.16					
— 5	2. »	51.92	103.84					
— 6	3. »	49.70	149.10	6	Centigrammes de belladone	60	Centigrammes d'extrait de valériane	
— 7	1.80	32.78	59. »	6		60		
— 8	2.25	32.23	72 52	9		90		
— 9	2.30	38.39	88.30	9		90		
— 10	2.20	50.84	111.85	9		90		

DIABÈTE SUCRÉ

IIIᵉ Série d'Analyses d'urines

GEORG...ʳ (Alphonse)
36 ans
(A suivre.)
PLANCHE N° 6

DATES 1884	QUANTITÉ D'URINE ÉMISE	QUANTITÉ DE SUCRE PAR LITRE	QUANTITÉ TOTALE DE SUCRE	RÉGIME HYGIÉNIQUE SPÉCIAL AUX DIABÉTIQUES (Pain de gluten, etc...)
	Lit. cent.	Gr. cent.	Gr. cent.	
Juillet 12	2. »	23.85	47.70	6
— 13	2.20	20.68	45.50	6
— 14	2. »	41.11	82.22	6
— 15	1.75	25.93	45.38	10
— 16	1.60	24.48	39.17	16
— 17	2. »	8.30	16.60	16
— 18	2.70	27.36	73.87	16
— 19	2.20	19.31	42.48	20
— 20	2. »	32.23	64.46	20
— 21	2.80	17.95	50.26	20
— 22	3. »	15.56	46.68	20
— 23	3. »	8.97	26.91	10
— 24	2. »	25.19	50.38	10
— 25	1.80	25.93	46.67	10
— 26	2. »	36.31	72.62	Pas de médicament

Extrait d'opium — Centigrammes

IIIe Série d'Analyses d'urines

GEORG... (Alphonse), 36 ans
(Suite et fin.)
PLANCHE N° 6

DATES 1884	QUANTITÉ D'URINE ÉMISE	QUANTITÉ DE SUCRE PAR LITRE	QUANTITÉ TOTALE DE SUCRE	RÉGIME HYGIÉNIQUE SPÉCIAL AUX DIABÉTIQUES (Pain de gluten, etc...)
	Lit. cent.	Gr. cent.	Gr. cent.	
Juillet 26	2. »	43.89	87.78	
— 27	1.80	34.55	62.19	Pas de médicament.
— 28	1.80	35.58	64.04	
— 29	»	46.86	»	
— 30	2.40	35.27	84.65	Chaque jour
— 31	2.30	27.66	63.62	bromure de sodium 6 gr.
Août 1er	2.20	25.20	55.44	extrait d'opium 10 centigrammes.
— 2	2.20	31.73	69.81	
— 3	2.50	33.10	82.75	
— 4	2.50	39.03	97.57	
— 5	2.80	22.80	63.84	
— 6	2. »	41.47	82.94	Chaque jou
— 7	1.80	43.00	64.50	6 gr. de bromure de sodium.
— 8	2. »	45.74	91.48	
— 9	2.20	45.65	100.43	

GEORG... (Alphonse), 36 ans

PLANCHE N° 7

DATES (1884)	URINE ÉMISE par 24 heures	SUCRE		ACIDE PHOSPHORIQUE ANHYDRE		CENTIGRAMMES de BELLADONE	CENTIGRAMMES d'extrait DE VALÉRIANE
		PAR LITRE	TOTAL	PAR LITRE	TOTAL		
	Lit. cent.	Gr. cent.	Gr. cent.	Gr. cent.	Gr. cent.		
24-25 juin	2.40	63.25	151.80	0.805	1.932	6	60
25-26 —	1.80	47.41	85.34	1.238	2.228	8	80
26-27 —	2. »	45.54	91.08	1.218	2.436	8	80
27-28 —	2. »	43.23	86.46	1.036	2.072	10	100
28-29 —	1.75	51.81	90.67	0.784	1.372	10	100
29-30 —	1.80	51.48	92.66	0.638	1.148	10	100
30-1 juillet	2.40	44.92	107.81	0.898	2.155	12	120
1-2 —	2.30	35.95	82.68	0.882	2.029	6	60
2-3 —	2. »	44.77	89.54	1.148	2.296	Pas de médicaments.	

— 40 —

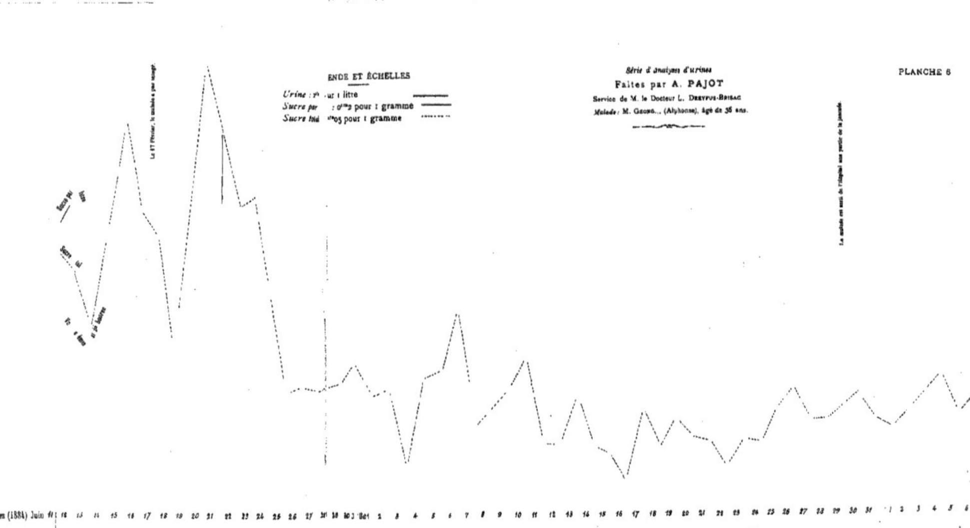

PLANCHE 6
Série d'analyses d'urines
Faltes par A. PAJOT
Service de M. le Docteur L. Dreyfus-Brisac
Malade : M. Geose... (Alphonse), âgé de 36 ans.
ENDE ET ÉCHELLES
Urine : 1ʳ sur 1 litre
Sucre par : 0ᵍʳ2 pour 1 gramme
Sucre total : 0ᵍʳ05 pour 1 gramme
Dates (1884) Juin 11 12 13 14 15 16 17 18 19 20 21 22 23 24 25 26 27 28 29 30 Juillet 1 2 3 4 5 6 7 8 9 10 11 12 13 14 15 16 17 18 19 20 21 22 23 24 25 26 27 28 29 30 31 Août 1 2 3 4 5 6
ABBEVILLE. — Typ. & Litho E.WINCKLER

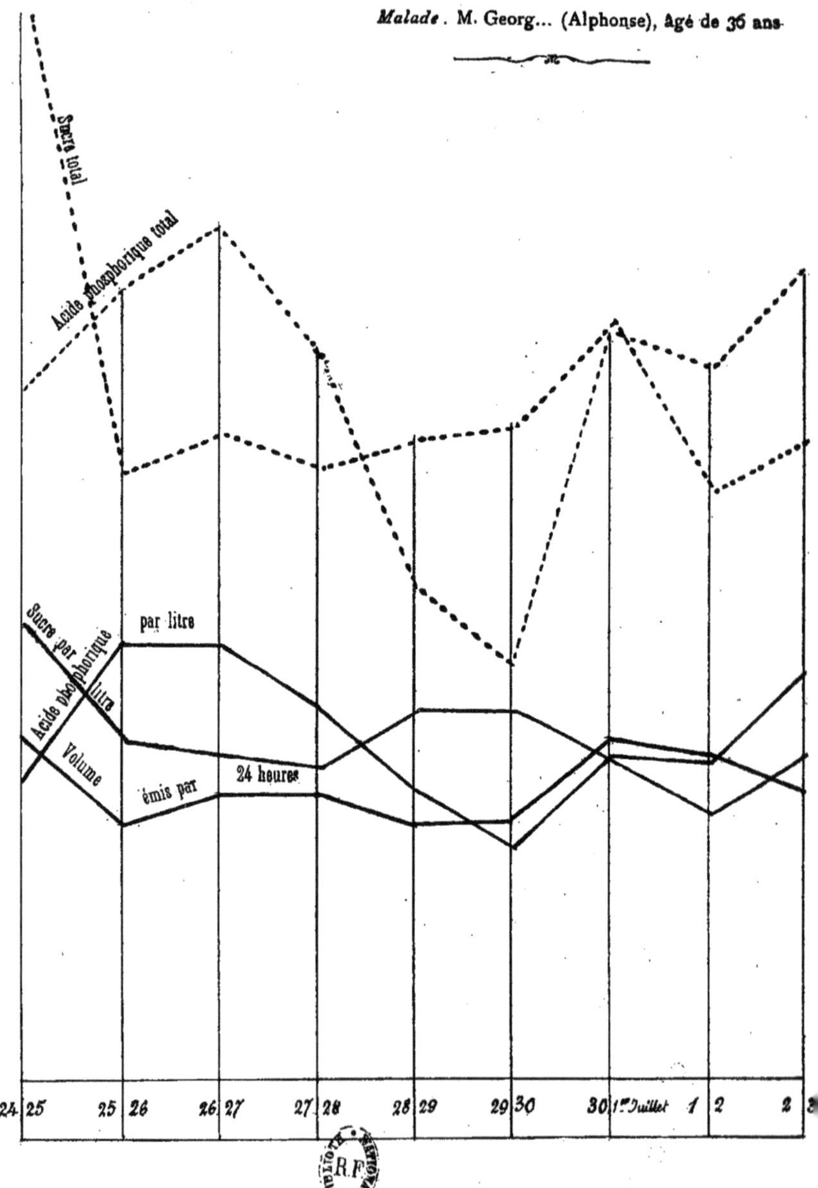
Urine: 2ᶜ/ᵐ pour 1 litre
Sucre par litre : 0ᶜ/ᵐ1 pour 1 gr
total : 0ᶜ/ᵐ1 pour 1 gr
Acide hosphorique anhydre par litre : 5 ᶜ/ᵐ pour 1 gr
total : 5 ᶜ/ᵐ pour 1 g
Série d'analyses d'urines
Faites par A. PAJOT
Service de M. le Docteur L. DREYFUS-BRISAC
Malade. M. Georg... (Alphonse), âgé de 36 ans.
Sucre total
Acide phosphorique total
Sucre par litre
Acide phosphorique litre
Volume
par litre
émis par
24 heures
ates (1884) Juin 24 25
25 26
26 27
27 28
28 29
29 30
30 1ᵉʳ Juillet 1 2
2 3

DEUXIÈME PARTIE

La nutrition dans l'état puerpéral

Ce travail était commencé quand paraissaient en mai 1901, sous le même titre, dans les *Annales de gynécologie et d'obstétrique*, les observations du Dᶠ Hermann Keller. Les six observations suivantes viennent s'ajouter à celles déjà relevées ; pour chacune de ces observations, l'analyse des urines est plus complète. Ici, comme dans la première partie, c'est plutôt au point de vue documentaire que pour aboutir à des conclusions définitives que ces six séries d'analyses sont publiées.

Le dosage des matières fixes totales a été fait sur 10ᶜᶜ d'urine à l'étuve à 100° ; l'extrait a servi au dosage des éléments minéraux par simple calcination ; les chlorures ont été dosés par la méthode volumétrique (solutions décinormales d'azotate d'argent et de sulfocyanure de potassium avec l'alun de fer comme indicateur) ; l'acide phosphorique a été dosé par la méthode de Joulie (acétate acide d'urane et teinture de cochenille comme indicateur) ; l'urée a été dosée par décomposition au moyen de l'hypobromite de soude ; la densité a été prise à l'aide d'un densimètre *vérifié* ; le dosage de l'azote total (1) sur 2ᶜᶜ a été effectué par la méthode officielle de l'Institut agronomique (méthode de Kjeldahl modifiée) ; la détermination cryoscopique était faite à l'aide d'un thermomètre *vérifié* divisé en centièmes de degré. La plupart des calculs ont été établis à l'aide d'une table de logarithmes.

OBSERVATION IV.

Accouchement n° 997 (1901). — Secondipare, 20 ans, polisseuse de métaux, fait seulement son ménage depuis qu'elle est enceinte, entrée au dortoir le 20 mai.

---

(1) Les dosages d'azote total ont tous été effectués chez M. Padé, directeur du laboratoire de la Bourse de commerce, à Paris.

Antécédents héréditaires. — Rien à relever.

Antécédents physiologiques. — A toujours bien marché à ? , réglée à 17 ans avec trois apparitions menstruelles à cette époque, mariée à 18 ans.

Antécédents pathologiques. — Diphtérie à 5 ans, puis rougeole, variole, scarlatine durant un séjour de 7 mois à l'hôpital des Enfants-Malades ; fièvre typhoïde à 14 ans (hôpital Trousseau).

Premier accouchement (clinique Baudelocque) le 24 septembre 1899.

(OBSERVATION N° 1862.). — Garçon, à terme, spontané, sommet, élevé au sein maternel et mort en septembre 1900 de diarrhée.

Pas de retour de règles, la femme est devenue enceinte pendant qu'elle allaitait ; apparitions des mouvements actifs : fin novembre 1900 ; derniers rapports en décembre 1900.

État général et obstétrical. — Normal, toutefois à signaler des varices très développées aux membres inférieurs, surtout à droite, et également de ce côté des varices vulvaires ; hauteur de l'utérus, 0^{m}33 ; rupture précoce des membranes le 9 juin à minuit 45 ; durée du travail, 9 heures 45 ; délivrance par expression française 30 minutes après l'expulsion du fœtus.

Enfant : sexe masculin ; poids, 3,770 grammes ; longueur 0^{m}50 ; état physique, bon.

Placenta ; 540 grammes ; cordon en raquette qui mesure 0^{m}58 ; membranes complètes (1).

A la suite des couches, la température oscille de 36°8 à 37°2 jusqu'au 19 juin, jour de la sortie de la mère et de l'enfant, tous deux en bon état.

Mère : taille 1^{m}55 ; poids, 58 kilos avant accouchement, 53 kilos le 19 juin.

Régime ordinaire.

Analyse des urines. — Consulter le tableau IV ; dans cette série, urines entièrement recueillies à l'exception des pertes par les selles. Réaction toujours acide ; couleur généralement jaune pâle avant l'accouchement, jaune normal ensuite.

Albumine. Néant (durant et après la grossesse) ; sucre, néant ; indican en petite quantité 2-3 jours avant et après accouchement.

En somme, coefficient azoturique très faible avant accouchement,

---

(1) Aux expressions : *insertion du placenta sur ...*, *insertion vicieuse du placenta sur ...*, ne serait-il pas commode pour le langage de substituer en obstétrique, en zoologie, le terme *placentation sur ...*, employé en botanique ?

se relevant presque immédiatement après ; de même pour les chiffres de l'urée, de l'acide phosphorique, des chlorures ; écart anormal entre le chiffre des éléments minéraux et le chiffre total des chlorures et acide phosphorique.

Au point de vue cryoscopique, valeur de Δ à peu près normale quoique variable d'un jour à l'autre. La valeur de $\frac{\Delta}{\delta}$ ne traduit pas avant ni après accouchement d'insuffisance rénale même transitoire: le rein suffit à sa tâche. Le 8-9 juin apparaît une insuffisance, anomalie qu'explique la perte considérable d'urine de ce jour (diarrhée).

Observation V.

Accouchement n° 954 (1901). — Octipare, 33 ans, fille de cuisine dans un restaurant.

Entrée au dortoir le 16 mai (se repose depuis 2 semaines).

Jamais malade; père et mère bien portants; 2 frères et 1 sœur bien portants ; 1 frère mort d'un chaud et froid.

Marche sans interruption depuis l'âge de 18 mois; réglée à 13 ans régulièrement.

Sur les 7 accouchements précédents, 4 ont eu lieu à 8 mois: de ces 4 enfants nés avant terme, l'un, né en juillet 1888, meurt en mai 1901, les autres, morts-nés en juillet 1889, décembre 1891, décembre 1893; 2 enfants morts à l'âge de 2 mois, accouchements de septembre 1886 et février 1891, à terme tous deux, nourris par la mère, le dernier enfant né à terme en mai 1898 (fille), est en bonne santé. Tous ces 7 enfants sont du même père, alcoolique (il était ivre presque tous les jours). Quand la femme ne nourrissait pas, retour de règles au bout de 6 semaines; pas de règles pendant l'allaitement soit en 1886 et en 1891 durant 2 mois, et en mai 1898 jusqu'à mars 1900, époque pendant laquelle la mère allaite sa fille, seule survivante des 7 accouchements précédents. Père différent pour la huitième grossesse, dernières règles du 14 au 20 août 1900, derniers rapports en avril 1901.

Etat général et obstétrical. — Normal, toutefois on constate, à la fin de la grossesse, des traces d'albumine et au moment de l'accouchement un léger œdème et des varices aux membres inférieurs ; hauteur de l'utérus : 0ᵐ35, *rupture prématurée* des membranes le 1ᵉʳ juin à 11 heures du matin.

Accouchement le 2 juin 1901 à 6 h. 40 du matin, durée du travail 6 h. 40, délivrance 35 minutes après, T. 36°9; P. 75.

Enfant sexe masculin. Poids 3,780 gr., longueur 0m50, état physique bon.

Placenta : 640 gr., longueur du cordon : 0m80, membranes complètes.

Injection intra-utérine; 20 gr. sérum A.

A la suite des couches, la température oscille de 36°6 à 37° jusqu'au 9 juin, jour de la sortie de la mère et de l'enfant, tous deux en bon état.

Mère : taille 1m46; poids : 70 kilos avant accouchement, 64 kilos après.

Régime ordinaire avec lait remplaçant le vin.

Analyse des urines. — Consulter le tableau V; dans cette série, urines entièrement recueillies à l'exception des pertes par les selles, réaction toujours acide; couleur jaune pâle avant accouchement, jaune normal ensuite. Albumine : néant (en aurait présenté au cours de la grossesse des traces); pas de sucre, ni d'indican, ni de pigments biliaires.

En somme, coefficient azoturique faible avant accouchement, se relevant immédiatement après; de même pour les chiffres de l'urée, de l'acide phosphorique; écart anormal entre le chiffre des éléments minéraux comparé au chiffre total des chlorures et de l'acide phosphorique. Au point de vue cryoscopique, Δ reste dans des limites normales; mais au voisinage de l'accouchement $\dfrac{V\Delta}{P}$ et $\dfrac{V\delta}{P}$ traduisent un ralentissement de la circulation sanguine.

OBSERVATION : VI

Accouchement n° 1033 (1901). — Primipare, 23 ans, domestique, entrée au dortoir le 17 mai venant du refuge de l'avenue du Maine où elle se reposait depuis trois semaines.

Jamais malade, mère bien portante, père mort d'accident, marche depuis l'âge de 10 mois, réglée à 17 ans régulièrement.

Dernières règles du 15 au 20 août 1900. — Derniers rapports en septembre.

Etat général et obstétrical. — Normal. Hauteur de l'utérus 0m33.

Rupture artificielle des membranes à la dilatation complète.

Accouchement le 16 juin à 3 h. 35 du soir (déchirure périnéale, 2 points de suture). Durée du travail 19 heures 35 ; délivrance par extraction simple 30 minutes après. T. 36°9 ; P. 72.

Enfant : sexe masculin ; poids 3,800 grammes, longueur 52 centimètres, état physique bon.

Placenta : 680 grammes ; membranes dissociées, déchirées, paraissant complètes ; cordon : 0^m70 de long.

Le 17 juin. Injection intra-utérine (nombreux caillots), le soir T. 39°, P. 120.

Le 18 juin. Matin et soir injection intra-utérine (rendue claire) et 40 grammes sérum A. ; T. 38°,8-39°,9 ; P. 96-124.

Le 19 juin. 1 injection intra-utérine (rendue claire) et 40 grammes sérum A. ; lymphangite de la cuisse droite ; T. 38°,4-39°,6 ; P. 92-116.

Le 20 juin. T. 37°-37°,9 ; P. 100-116. Les jours suivants la température oscille entre 37° et 37°,5 ; le 25 juin, elle est le matin de 36°,9. Sortie le 2 juillet ; mère et enfant en bon état.

Mère : taille 1^m59, poids 58 kilos, avant accouchement ; 50 kilos le 25 juin.

Analyse des urines. — Consulter le tableau VI ; dans cette série, urines entièrement recueillies en exceptant les pertes par les selles ; réaction toujours acide ; couleur jaune normal avant et après accouchement ; albumine : néant (traces les 17, 18 et 19 mai ; ce jour : 2 litres d'urines émises par 24 heures) ; pas de sucre, pas d'indican, ni de pigments biliaires ; régime lacté absolu 5 jours avant son entrée et immédiatement après jusqu'au 24 mai ; depuis régime ordinaire avec lait à la dose de 2 litres remplaçant le vin.

Ici le coefficient azoturique est moins faible que dans les observations IV et V, toujours cependant plus faible avant qu'après accouchement ; même écart anormal du chiffre des éléments minéraux comparé au chiffre total de l'acide phosphorique et des chlorures.

Au point de vue cryoscopique, circulation toujours bonne ; l'élimination des molécules élaborées est normale, rarement exagérée. L'intérêt réside dans un incident (lymphangite) accusé par de la fièvre, des troubles circulatoires, une accélération du pouls, et que la cryoscopie exprime avant l'apparition de ces phénomènes et de suite par un abaissement de $\frac{\Delta V}{P}$ et $\frac{\delta}{\Delta}$ qui sont successivement : 2868, 1,20 ; 1647, 1,24 ; 1507, 1,05.

OBSERVATION VII.

Accouchement n° 947 (1901). — Quintipare, 31 ans, coloriste en tapisseries, entrée au dortoir le 23 avril 1901 (se reposait depuis dix jours).

Antécédents héréditaires. — Père mort de cirrhose alcoolique ; mère morte de paralysie intestinale (hôpital Tenon) ; un frère mort tuberculeux ; deux sœurs bien portantes.

Antécédents physiologiques. — Marche depuis l'âge de 3 ans irrégulièrement ; réglée à 14 ans, toujours régulièrement (pas d'anémie).

Antécédents pathologiques. — Angine couenneuse à 5 ans ; fièvre typhoïde à 10 ans ; tumeur blanche du genou à l'âge de 4 ans, opérée en 1891 par M. Richelot (résection du genou droit ; raccourcissement actuel de 4cm5), précédemment de l'âge de 4 à 13 ans, est restée dans un appareil silicaté presque continuellement, a été hospitalisée de 7 à 10 ans à Forges, puis est restée, à Berck-sur-Mer, a marché cependant de 13 à 20 ans (1891) en boitant jusqu'à l'intervention de M. Richelot ; a marché à béquilles de mai 1891 à décembre 1893, depuis, vaque à ses occupations qui l'obligent à travailler debout et à monter à l'échelle pour assortir des couleurs de lainages.

Grossesses antérieures. — Des quatre enfants précédents (pour le premier, père éthylique, mort de pneumonie), tous du sexe féminin, l'aînée née en 1891 (forceps) est morte à 26 mois d'une pneumonie double ; même père pour les trois grossesses suivantes (enfants vivants) et pour grossesse actuelle ; enfants tous nourris au sein maternel 9, 9, 17 ou 15 mois ; tous ces accouchements ont eu lieu à la clinique Baudelocque :

En 1892 (29 février), en 1893 (28 mai), en 1899 (23 août), à chaque grossesse, y compris la cinquième, la femme a porté une ceinture eutocique.

Grossesse actuelle. — Dernières règles du 1er au 4 août 1900. Derniers rapports en décembre dernier, hauteur de l'utérus 0 m 41, le squelette montre sur le côté interne, à la place du genou droit, deux cicatrices provenant de la résection faite par M. Richelot en 1891.

Cœur et poumons normaux, œdème considérable des membres inférieurs qui disparaît après l'application de la ceinture eutocique faite d'abord le 27 avril (le fœtus se plaçant en travers), puis le 31 mai (à la suite d'une version).

Bassin vicié, asymétrique par claudication (photographie aux rayons X le 7 décembre 1899, après le quatrième accouchement à la clinique Baudelocque).

Accouchement le 1er juin à 4 heures 50 matin, liquide amniotique légèrement vert, en quantité normale, durée du travail : 5 heures 50. T. 37° ; P. 72 pendant l'accouchement. Extraction simple 30 minutes après l'accouchement, du placenta qui pèse 600 grammes ; longueur du cordon 0^{m}72, enfant sexe féminin. Poids 3,930 grammes, longueur 0^{m}51, état physique bon. ·

A la suite des couches, la température atteint, le premier jour, 37°5, puis oscille de 36°8 à 37°1.

A la sortie, le 15 juin : état physique bon de la mère et de l'enfant.

Mère, taille : 1^{m}43, poids : 63 kilos avant accouchement, 56 kilog. 5 après accouchement. Régime ordinaire.

Analyse des urines. — Consultez le tableau VII. Dans cette série, une perte d'urine les 1er et 2 juin, hormis les pertes par les selles, réaction toujours acide ; couleur jaune normale ; pas de sucre ; indican le 12 juin, traces d'albumine du 30 mai au 2 juin.

En somme coefficient azoturique faible avant accouchement ; écart anormal du chiffre des éléments minéraux comparé au chiffre total de l'acide phosphorique et des chlorures.

·Au point de vue cryoscopique, circulation normale en dehors des 12 et 13 juin sous l'influence de diarrhées abondantes qui font éliminer un grand nombre de molécules totales ou élaborées

OBSERVATION VIII.

Accouchement n° 1010. — Secondipare (même père), 40 ans, confectionneuse (pique à la machine du gros drap demi-heure par jour); ne s'est pas reposée.

Entrée au dortoir le 1er juin 1901.

Antécédents héréditaires. — Père mort bacillaire, mère morte d'une maladie de cœur.

Antécédents personnels. — A toujours bien marché à   ?   ; réglée à 17 ans (pertes blanches depuis cette époque); rougeole à 4 ans, variole à 9 ans, pleurésie droite à 32 ans, pneumonie à 38 ans ; albuminurie soignée pendant les trois derniers mois de la première grossesse qui se termine à 8 mois spontanément le 26 avril 1900 par la naissance d'une fille, morte 48 heures plus tard; retour de couches au bout de six semaines.

Même père pour la **grossesse actuelle**; dernières règles du 12 au 15 septembre ; dernier rapport en mai 1901.

Squelette normal, cicatrices d'ulcères et varices aux membres inférieurs, léger œdème aux jambes; hauteur de l'utérus 0^{m}30 accouchement le 12 juin à 1 heure du matin ; durée du travail, 3 heures ; délivrance par extraction simple 30 minutes après l'expulsion du fœtus. T. 37°, P. 70.

Enfant, sexe masculin ; poids 2,580 grammes ; état physique, bon.

Placenta, 320 grammes ; infarctus blancs ; membranes dissociées complètes 24/1 ; insertion excentrique à 0m07 du bord supérieur du cordon qui mesure 0m48 de long.

Durant les suites de couches, la température oscille entre 36°8 et 37°2 ; à la sortie le 20 juin, la mère et l'enfant présentent un bon état physique.

Mère : taille 1m68 ; poids 61 kilog. 5 avant accouchement, 56 kilog. 5 le jour de la sortie.

Analyse des urines. — Consulter le tableau VIII ; dans cette observation, urines entièrement recueillies à l'exception des pertes des selles, réaction toujours acide, couleur généralement jaune pâle avant accouchement, devenant jaune normal après l'accouchement. Albumine. — Traces les 9, 10, 12 et 13 juin ; sucre, néant ; indican toujours constaté du 2 au 20 juin.

En somme, à rapprocher de la faible valeur du coefficient azoturique la présence constante de l'indican. Écart anormal généralement du chiffre des éléments minéraux comparé au chiffre total de l'acide phosphorique et des chlorures.

Au point de vue cryoscopique, diurèse normale.

OBSERVATION IX

, Accouchement n° 1009. — Secondipare (père différent), 35 ans, femme de chambre, au repos depuis 0 mois.

Entrée au dortoir le 31 mai 1901.

Antécédents héréditaires. — Mal connus (père mort à 63 ans, mère morte à 43 ans).

Antécédents physiologiques. — Marche depuis l'âge de 9 mois sans interruption. Réglée à 13 ans et demi (2 fois seulement), puis à 15 ans régulièrement depuis.

Antécédents pathologiques. — Pneumonie à 10 ans, bronchite à 26 ans, influenza à 34 ans en 1900. Le premier accouchement (30 avril 1895, à la Maternité) a nécessité 2 versions par manœuvres externes pour présentation du siége : l'enfant, un garçon, expulsé spontanément en sommet, élevé au sein maternel, est mort à 26 jours de broncho-pneumonie.

Pour la grossesse actuelle : dernières règles du 30 août au 2 septembre 1900 ; derniers rapports en avril 1901. Œdème des membres inférieurs, paroi abdominale légèrement œdématiée, tension forte des parois (liquide amniotique en excès), hauteur de l'uterus 0m34 ; rupture prématurée spontanée des membranes le 10 juin à 9 h. 45 du soir. Procubitus du cordon le 11 juin à 1 h. 15 du soir ; ralentissement des bruits du cœur qui passent de 160 à 100, puis à 80 : M. Paquy, chef de clinique, pratique l'extraction du fœtus (forceps) cinq minutes après (cordon étant rétropulsé). Durée du travail : 13 h. 35, délivrance par extraction simple 30 minutes après l'accouchement. T. 36°8 ; P. 80.

Enfant vivant : sexe féminin. Poids 2,900 gr. ; longueur, 0m48 ; état physique, bon.

Placenta : 540 gr. ; membranes complètes 28/6 ; insertion excentrique à 0m04 du bord supérieur du cordon qui mesure 0m71 de long.

Mère. — Taille 1m47 ; poids en 1900 47 kilos, avant accouchement 52 kilog. 7, après accouchement 46 kilos.

Douleurs lombaires le 17 et 18 juin. Le 16 juin : T. 37°-38°9. P. 128. Le 17 juin : 37°-39°3. P. 130. Le 18 juin : T. 38°5-39°3. P. 90-124. Le 19 juin : T. 38°1-39°1. P. 100-120. Le 20 juin : T. 37°2-38°2. P. 110-100. Le 21 juin : T. 37°2-37°5. P. 92. Injection utérine deux fois par jour (rendue claire) depuis l'accouchement jusqu'au 25 juin. Régime lacté absolu pendant la deuxième grossesse jusqu'au 20 juin. A cette date, jus de viande, puis régime ordinaire avec le lait à la dose de 2 litres par jour

Analyse des urines. — Consulter le tableau IX. Du 11 au 21 juin, l'urine contient par litre : albumine, 0 gr. 35 ; 0 gr. 35 ; 0 gr. 40 ; 0 gr. 41 ; 0 gr. 46 ; 0 gr. 82 ; 0 gr. 50 ; 0 gr. 45 ; 0 gr. 25 ; à partir du 20 juin, l'albumine reste stationnaire quelques jours pour disparaître bientôt.

Réaction acide de l'urine du 1er au 17 juin, date où l'urine devient alcaline (la femme n'absorbe pas d'alcalins) ; odeur particulièrement désagréable à partir du 17 juin ; examen microscopique laisse voir dès le 12 juin des globules de pus en assez grande abondance, de l'épithélium rénal (jamais de cylindres); du 1er au 21 juin, la couleur est en général peu foncée (néphrite). En somme (après accouchement), coefficient azoturique généralement bon ; écart souven anormal dans les analyses complètes du chiffre des éléments minéraux comparé au chiffre total de l'acide phosphorique et chlorure au point de vue cryoscopique, pas d'insuffisance rénale pour la néphrite au début de son évolution, chiffres normaux pour les deux premières analyses ; la troisième est faussée par la diarrhée.

DATES 1901	VOLUME D'URINES RECUEILLIES	NOMBRE D'ÉMISSIONS D'URINES	NOMBRE DE SELLES	PAR LITRES, EN GRAMMES					
				MATIÈRES FIXES TOTALES	URÉE	ÉLÉMENTS MINÉRAUX	CHLORURE DE SODIUM	ACIDE PHOSPHORIQUE ANHYDRE	AZOTE TOTAL

OBSERVATION IV

DATES 1901	VOLUME D'URINES RECUEILLIES	NOMBRE D'ÉMISSIONS D'URINES	NOMBRE DE SELLES	MATIÈRES FIXES TOTALES	URÉE	ÉLÉMENTS MINÉRAUX	CHLORURE DE SODIUM	ACIDE PHOSPHORIQUE ANHYDRE	AZOTE TOTAL
30 au 31 mai	550	10	3	18.1	2.52	9.1	5.01	0.41	3.64
31 au 1er juin	2.150	11	1	21.1	3.78	8.3	4.97	0.65	4.34
1-2 juin	1.650	12	1	21.7	5.04	9.4	5.38	0.52	6.10
2-3 — (lavement)	2.300	7	1	15.8	5.04	7.3	4.68	0.63	5.60
3-4 —	1.800	6	0	22.8	8.19	7.8	3.74	0.76	6.16
4-5 —	1.700	8	2	16.8	7.56	6.8	3.97	0.63	6.10
5-6 —	1.500	5	1	25.8	8.82	10.8	5.49	0.76	7.84
6-7 —	2.000	10	1						
7-8 —	1.750	15	1						
8-9 — (accouchement)	1.500	7	0	19.3	6.30	9.3	5.91	0.52	6.02
9-10 —	1.700	3	0	25.8	11.35	7.8	3.51	0.78	7.56
10-11 —	950	4	0	47.8	22.06	11.3	4.51	1.45	13.65
11-12 — (lavement)	700	3	1	51.8	22.06	15.8	7.31	1.51	12.23
12-13 ..	700	3	1	54.8	23.96	16.3	6.90	1.87	13.37
13-14 —	1.550	4	1	32.3	13.87	12.3	4.85	1.16	13.61
14-15 —	1.100	5	1	22.3	7.56	8.8	6.14	0.64	13.44
15-16 —	1.400	5	1	18.8	7.56	10.3	7.66	0.69	9.80
16-17 —	1.430	4	1	26.8	11.35	9.8	5.85	0.98	10.50
17-18 —	1.500	4	0	31.3	11.98	11.8	7.54	1.01	9.22
18-19 —	1.470	4	0	28.3	10.71	11.8	7.54	0.74	7.63

OBSERVATION V

DATES 1901	VOLUME D'URINES RECUEILLIES	NOMBRE D'ÉMISSIONS D'URINES	NOMBRE DE SELLES	MATIÈRES FIXES TOTALES	URÉE	ÉLÉMENTS MINÉRAUX	CHLORURE DE SODIUM	ACIDE PHOSPHORIQUE ANHYDRE	AZOTE TOTAL
30-1er mai	1.750	10	1	35.5	7.56	10.5	5.50	1.36	7.84
31-1er juin	750	4	0	41.9	7.56	14.6	5.56	0.87	6.70
1-2 — (accouchement)	600	3	2	45.2	11.35	14.2	6.90	1.56	7.84
2-3 —	1.000	7	2	26.4	10.08	8.4	2.46	0.89	7.77
3-4 —	1.200	5	0	49.5	23.96	16.2	3.51	1.50	14.63

OBSERVATION IV (*Suite*)

| AZOTE DE L'URÉE en gr. par litre | PAR 24 HEURES, EN GRAMMES | | | | | DENSITÉ | COEFFICIENT AZOTURIQUE | $\triangle$ | $\frac{V\triangle}{P}$ DIURÈSE MOLÉCULAIRE TOTALE | $\frac{V\delta}{P}$ DIURÈSE DES MOLÉCULES ÉLABORÉES | $\frac{\triangle}{\delta}$ TAUX DES ÉCHANGES moléculaires |
	MATIÈRES FIXES TOTALES	URÉE	ÉLÉMENTS MINÉRAUX	CHLORURE de sodium	ACIDE PHOSPHORIQUE ANHYDRE						
1.17	9.95	1.38	5.00	2.75	0.22	1009	32.50	219	2076	1782	1.16
1.76	45.15	8.12	17.08	10.71	1.39	1010	40.64	111	4114	3000	1.37
2.35	35.80	8.31	15.51	8.87	0.85	1011	38.55	114	3243	2317	1.40
2.35	36.34	11.59	16.79	10.76	1.45	1008.5	41.99	86	3410	2287	1.49
3.82	41.04	14.74	14.04	6.73	1.36	1013	62.03	98	3041	2239	1.30
3.53	29.90	12.85	11.56	6.75	1.07	1012	57.83	117	3429	2725	1.26
4.11	38.70	13.23	16.57	8.23	1.14	1012	53.34	114	2948	2090	1.41
						1008					
						1013					
2.93	28.96	9.45	13.95	8.86	0.78	1013	48.83	81	2292	1280	1.79
5.29	43.86	19.29	13.26	5.96	1.32	1013.5	70.05	93	3070	2376	1.29
10.29	45.41	20.95	10.73	4.28	1.37	1021.5	75.37	146	2616	2133	1.14
10.29	36.26	15.54	11.06	5.12	1.05	1025	84.12	176	2324	1739	1.34
11.18	38.36	16.77	11.41	4.83	1.31	1026	83.62	169	2232	1680	1.33
6.47	50.06	21.49	19.06	7.52	1.80	1017	45.41	163	4766	3907	1.22
3.52	24.52	8.31	9.68	6.75	0.71	1013	26.21	135	2801	2031	1.38
3.52	27.72	10.58	14.42	10.72	0.96	1015	35.95	141	3724	2502	1.49
5.29	38.32	11.23	14.00	8.36	1.40	1015	50.44	131	3534	2580	1.37
5.59	46.86	17.97	17.70	11.31	1.51	1017	60.63	151	4273	2980	1.43
4.99	42.34	15.74	17.34	11.08	1.08	1016.5	65.49	133	3688	2421	1.52

OBSERVATION V (*Suite*)

| AZOTE DE L'URÉE en gr. par litre | PAR 24 HEURES, EN GRAMMES | | | | | DENSITÉ | COEFFICIENT AZOTURIQUE | $\triangle$ | $\frac{V\triangle}{P}$ DIURÈSE MOLÉCULAIRE TOTALE | $\frac{V\delta}{P}$ DIURÈSE DES MOLÉCULES ÉLABORÉES | $\frac{\triangle}{\delta}$ TAUX DES ÉCHANGES moléculaires |
	MATIÈRES FIXES TOTALES	URÉE	ÉLÉMENTS MINÉRAUX	CHLORURE de sodium	ACIDE PHOSPHORIQUE ANHYDRE						
3.53	62.12	13.23	18.37	9.62	2.38	1017	44.99	118	2950	1868	1.58
3.53	31.42	5.70	10.95	4.17	0.65	1020	52.65	148	1586	1225	1.29
5.29	27.12	6.81	8.52	4.14	0.93	1021	67.55	229	1963	1605	1.22
4.70	26.40	10.08	8.40	2.46	0.89	1012	60.53	154	2406	2173	1.11
11.18	59.40	28.80	19.46	4.21	1.80	1024	76.40	175	3281	2872	1.14

$\triangle$ = point de congélation exprimé en centièmes de degré. — V = volume d'urine émise en 24 heures. — P = poids de l'individu. — $\delta = \triangle$. — $p \times 0{,}605$ — p = proportion % du chlorure de sodium dans l'urine.

OBSERVATION V. (*Suite*)

DATES 1901	VOLUME D'URINES RECUEILLIES	NOMBRE D'ÉMISSIONS D'URINES	NOMBRE DE SELLES	MATIÈRES FIXES TOTALES	URÉE	ÉLÉMENTS MINÉRAUX	CHLORURE DE SODIUM	ACIDE PHOSPHORIQUE ANHYDRE	AZOTE TOTAL
						PAR LITRES, EN GRAMMES			
4-5 juin	900	5	6	45.4	24.59	12.4	4.10	1.36	13.65
5-6 —	600	6	0	38.7	17.65	14.4	5.33	1.12	13.09
6-7 —	1.550	8	0	32.3	17.65	11.2	5.50	0.95	9.73
7-8 —	1.500	4	1	39.2	18.28	12.9	6.30	1.01	10.29
8-9 —	1.400	9	0	41.4	15.76	14.5	6.67	0.99	9.66

OBSERVATION VI

DATES 1901	VOLUME D'URINES RECUEILLIES	NOMBRE D'ÉMISSIONS D'URINES	NOMBRE DE SELLES	MATIÈRES FIXES TOTALES	URÉE	ÉLÉMENTS MINÉRAUX	CHLORURE DE SODIUM	ACIDE PHOSPHORIQUE ANHYDRE	AZOTE TOTAL
30-31 mai	1.400	10	1	37.5	10.24	16.1	4.85	1.19	.40
31-1er juin	1.200	10	2	39.4	10.88	15.6	5.09	0.95	6.23
1-2 —	1.250	15	2	38.9	17.93	14.8	3.15	1.12	8.96
2-3 —	1.800	11	1	31.2	11.53	12.2	5.56	0.78	7.70
3-4 —	1.250	11	2	34.3	16.65	13.3	1.76	1.09	8.82
4-5 —	1.500	13	2	29.9	13.45	10.2	1.47	0.90	8.05
5-6 —	750	11	2	41.1	17.93	16.3	5.45	1.31	10.57
6-7 —	1.000	9	1	33.6	17.29	10.4	3.81	1.10	10.22
7-8 —	1.000	10	2	44.8	19.21	15.5	6.14	1.10	10.15
8-9 —	1.300	9	2	35.5	15.37	13.4	5.38	0.89	9.17
9-10 —	1.500	10	2	27.1	12.17	11.3	5.56	0.60	8.75
10-11 —	1.250	11	2	40.3	17.93	14.8	6.96	1.06	10.01
11-12 —	1.050	11	1	36.8	17.29	12.3	6.73	0.85	9.80
12-13 —	1.700	8	5	31.3	14.09	12.2	8.08	0.56	10.15
13-14 —	1.400	10	2	43.1	17.42	15.1	6.61	1.25	11.97
14-15 —	700	8	2	40.1	19.21	14.8	6.32	1.02	12.18
15-16 —	1.000	9	0	41.8	14.09	15.3	8.95	0.75	9.94
16-17 — (accouchement)			1						
17-18 —	3.150	4	0	23.4	10.24	7.4	3.28	0.45	8.94
18-19 —	1.650	3	0	31.1	14.09	7.7	2.58	0.55	8.75
19-20 — (lavement)	780	3	1	30.9	15.37	9.8	3.57	0.78	7.98
20-21 —	630	1	0	39.8	14.09	9.9	1.02	0.82	7.91

AZOTE DE L'URÉE en gr. par litre	PAR 24 HEURES, EN GRAMMES					DENSITÉ	COEFFICIENT AZOTURIQUE	CRYOSCOPIE			
	MATIÈRES FIXES TOTALES	URÉE	ÉLÉMENTS MINÉRAUX	CHLORURE de sodium	ACIDE PHOSPHORIQUE ANHYDRE			$\triangle$	$\frac{V \triangle}{P}$ DIURÈSE MOLÉCULAIRE TOTALE	$\frac{V \delta}{P}$ DIURÈSE DES MOLÉCULES ÉLABORÉES	$\frac{\triangle}{\delta}$ TAUX DES ÉCHANGES moléculaires

OBSERVATION V *(Suite)*

11.48	40.86	22.13	11.16	3.69	1.22	1022.5	84.05	179	2517	2168	1.13
8.23	23.22	10.58	8.64	3.20	0.67	1018	62.91	133	1247	944	1.32
8.23	50.06	27.35	17.36	8.52	1.47	1014.5	84.64	128	2639	2294	1.35
8.53	58.80	27.42	19.35	9.45	1.51	1019	82.89	133	3117	1972	1.40
7.35	57.96	22.06	20.30	9.34	1.38	1019.5	76.12	131	2886	1893	1.44

OBSERVATION VI *(Suite)*

4.79	52.50	14.33	23.54	6.79	1.66	1017	56.88	115	2752	2050	1.34
5.08	47.28	13.05	18.72	6.11	1.14	1019	81.49	129	2646	2015	1.31
8.36	48.62	22.41	18.50	3.94	1.40	1018.5	93.37	177	3782	3375	1.12
5.38	56.16	20.75	21.96	10.05	1.41	1015.5	69.87	157	4830	3794	1.27
7.77	42.87	20.81	16.62	2.20	1.36	1016.5	88.08	152	3248	2846	1.14
6.28	44.85	20.17	15.21	2.20	1.35	1014	77.96	136	3487	3256	1.07
8.36	30.07	13.45	12.22	4.08	0.92	1019	79.15	157	2036	1590	1.27
8.06	33.60	17.29	10.40	3.81	1.10	1016	78.94	132	2256	1861	1.21
8.96	44.80	19.21	15.50	6.14	1.10	1021	88.31	143	2444	1809	1.35
7.17	46.15	19.98	17.42	6.99	1.15	1017	78.20	123	2733	1967	1.38
5.68	40.65	18.25	16.95	8.32	0.90	1012.5	64.90	113	2897	2035	1.42
8.36	50.37	22.41	18.50	8.70	1.32	1019	83.58	143	3055	2156	1.43
8.06	38.63	18.15	12.91	7.06	0.89	1017	82.32	132	2369	1638	1.45
6.57	53.21	23.95	20.74	13.73	0.95	1014	64.77	141	4097	2677	1.53
8.13	60.34	24.38	21.14	9.25	1.75	1020	67.90	179	4284	3226	1.29
8.96	28.07	13.44	10.36	4.42	0.71	1018.5	73.59	173	2070	1612	1.28
6.57	41.80	14.09	15.30	8.95	0.75	1020	66.14	162	2769	1843	1.50
1.78	73.71	32.25	23.31	10.33	1.42	1010.5	54.44	108	6359	5190	1.22
6.57	51.31	23.24	12.70	4.26	0.91	1015	75.13	93	2868	2387	1.20
7.17	24.10	11.98	7.64	2.78	0.43	1013	89.87	113	1647	1332	1.24
6.57	25.07	8.88	6.24	0.64	0.52	1018	83.11	128	1507	1432	1.05

$\triangle$ = point de congélation exprimé en centièmes de degré. — V = volume d'urine émise en 24 heures. — P = poids de l'individu. — $\delta = \triangle - p \times 0,605$. — p = proportion % du chlorure de sodium dans l'urine.

DATES 1901	VOLUME D'URINES RECUEILLIES	NOMBRE D'ÉMISSIONS D'URINES	NOMBRE DE SELLES	PAR LITRES, EN GRAMMES					
				MATIÈRES FIXES TOTALES	URÉE	ÉLÉMENTS MINÉRAUX	CHLORURE DE SODIUM	ACIDE PHOSPHORIQUE ANHYDRE	AZOTE TOTAL

OBSERVATION VII

DATES 1901	VOLUME D'URINES	NOMBRE D'ÉMISSIONS	NOMBRE DE SELLES	MATIÈRES FIXES	URÉE	ÉLÉMENTS MINÉRAUX	CHLORURE DE SODIUM	ACIDE PHOSPHORIQUE	AZOTE TOTAL
30-31 mai	650	7	3	62.1	15.76	13.6	4.09	2.20	14.11
31-1 juin (accouchement)	300	7	6	59.9	3.78	14.7	2.16	2.10	7.59
1-2 —	2.250	5	0	52.6	9.45	14.9	3.21	0.76	7.49
2-3 —	1.250	7	2	36.5	13.24	11.9	4.91	0.84	8.61
3-4 —	1.000	7	2	35.1	13.87	11.5	1.01	1.15	8.82
4-5 —	2.000	8	7	23.9	11.35	8.4	4.44	0.71	7.28
5-6 —	3.250	9	0	20.1	7.56	8.2	4.91	0.44	4.69
6-7 —	2.800	6	0	21.9	8.82	9.2	5.61	0.55	6.10
7-8 —	1.125	6	6	32.5	13.87	13	6.72	0.58	7.49
8-9 —	1.350	6	6	36.5	20.17	11.5	5.73	1.29	10.64
9-10 —	1.500	6	4	35.5	17.90	12.1	5.44	1.21	10.50
10-11 —	900	5	7	41.1	19.54	14.1	6.49	1.43	11.34
11-12 —	700	5	7	43.9	23.32	14.5	11.40	1.69	12.11
12-13 —	850	6	4	46.1	25.22	12.5	9.59	1.89	12.40
13-14 —	1.500	7	3	39.9	23.96	11.5	5.14	1.36	14.35
14-15 —	1.600	7	4	33.1	20.17	8.5	3.80	0.85	10.49

OBSERVATION VIII
(avant accouchement)

DATES 1901	VOLUME D'URINES	NOMBRE D'ÉMISSIONS	NOMBRE DE SELLES	MATIÈRES FIXES	URÉE	ÉLÉMENTS MINÉRAUX	CHLORURE DE SODIUM	ACIDE PHOSPHORIQUE	AZOTE TOTAL
2-3 juin	1.550	5	1	25.8	11.35	8.6	4.08	0.68	10.43
3-4 —	1.650	6	1	28.1	13.87	10.5	4.62	0.81	7.70
4-5 —	1.100	5	1	46.2	20.17	11.5	7.86	1.36	12.04
5-6 —	1.750	6	1	31.2	13.87	12.4	7.41	0.74	8.47

OBSERVATION IX
(après accouchement)

DATES 1901	VOLUME D'URINES	NOMBRE D'ÉMISSIONS	NOMBRE DE SELLES	MATIÈRES FIXES	URÉE	ÉLÉMENTS MINÉRAUX	CHLORURE DE SODIUM	ACIDE PHOSPHORIQUE	AZOTE TOTAL
18-19 juin	1.850	4	1	29.5	19.54	6.2	1.28	0.67	10.08
19-20 —	1.360	3	2	26.5	18.91	6.1	4.27	0.82	10.50
20-21 —	680	2	5	26.9	17.65	6.5	1.46	0.87	10.64

| AZOTE DE L'URÉE en gr. par litre | PAR 24 HEURES, EN GRAMMES | | | | | DENSITÉ | COEFFICIENT AZOTURIQUE | △ | CRYOSCOPIE | | |
	MATIÈRES FIXES TOTALES	URÉE	ÉLÉMENTS MINÉRAUX	CHLORURE de sodium	ACIDE PHOSPHORIQUE ANHYDRE				$\frac{V\triangle}{P}$ DIURÈSE MOLÉCULAIRE TOTALE	$\frac{V\delta}{P}$ DIURÈSE DES MOLÉCULES ÉLABORÉES	$\frac{\triangle}{\delta}$ TAUX DES ÉCHANGES moléculaires

OBSERVATION VII (*Suite*)

AZOTE DE L'URÉE en gr. par litre	MATIÈRES FIXES TOTALES	URÉE	ÉLÉMENTS MINÉRAUX	CHLORURE de sodium	ACIDE PHOSPHORIQUE ANHYDRE	DENSITÉ	COEFFICIENT AZOTURIQUE	△	$\frac{V\triangle}{P}$	$\frac{V\delta}{P}$	$\frac{\triangle}{\delta}$
7.35	40.36	10.24	8.84	2.66	1.43	1028	52.12	163	1682	1426	1.18
1.76	17.97	1.13	4.41	0.65	0.63	1027	23.24	158	752	690	1.09
4.41	118.30	21.26	33.52	7.22	1.71	1025.5	58.87	129	4912	4180	1.17
6.18	45.62	16.54	14.87	6.13	1.05	1018	71.75	·157	3326	2697	1.23
6.47	35.10	13.87	·11.50	1.01	1.15	1017	73.37	135	2287	2186	1.04
5.29	47.80	22.70	16.80	8.88	1.42	1012	72.75	130	4407	3495	1.26
3.53	65.32	24.57	26.65	15.95	1.46	1009	76.96	115	6335	4698	1.35
4.11	61.32	24.69	25.67	15.70	1.54	1011	67.47	104	4936	3325	1.49
6.46	36.56	15.60	14.62	7.56	0.65	1016.5	86.41	119	2269	1476	1.54
9.41	49.27	27.22	15.52	7.73	1.74	1018	88.45	146	3341	2547	1.31
8.35	53.25	26.85	18.15	8.16	1.81	1017.5	79.54	131	3331	2493	1.33
9.12	36.99	17.58	12.69	5.84	1.28	1020.5	80.40	150	3288	1689	1.35
10.88	30.73	16.32	10.15	7.78	1.18	1022	89.85	154	1827	1012	1.81
11.77	35.79	21.43	10.62	8.15	1.60	1021	94.90	154	2219	1383	1.60
11.18	59.85	35.94	17.25	7.71	2.04	1015	77.91	186	4729	3938	1.20
9.41	52.96	32.27	13.60	6.08	1.36	1015.5	89 72	151	4095	3471	1.18

OBSERVATION VIII (*Suite*)
(*avant accouchement*)

AZOTE DE L'URÉE en gr. par litre	MATIÈRES FIXES TOTALES	URÉE	ÉLÉMENTS MINÉRAUX	CHLORURE de sodium	ACIDE PHOSPHORIQUE ANHYDRE	DENSITÉ	COEFFICIENT AZOTURIQUE	△	$\frac{V\triangle}{P}$	$\frac{V\delta}{P}$	$\frac{\triangle}{\delta}$
5.29	39.99	17.59	13.33	6.32	1.05	1012	50.78	114	2873	2251	1.27
6.47	46.36	22.88	17.32	7.62	1.33	1013	84.05	111	2978	2228	1.33
9.41	50.82	22.18	12.65	8.64	1.49	1021	78.16	193	3452	2601	1.39
6.47	54.60	24.27	21.70	12.96	1.29	1014	78.19	131	3728	2452	1.52

OBSERVATION IX (*Suite*)
(*après accouchement*)

AZOTE DE L'URÉE en gr. par litre	MATIÈRES FIXES TOTALES	URÉE	ÉLÉMENTS MINÉRAUX	CHLORURE de sodium	ACIDE PHOSPHORIQUE ANHYDRE	DENSITÉ	COEFFICIENT AZOTURIQUE	△	$\frac{V\triangle}{P}$	$\frac{V\delta}{P}$	$\frac{\triangle}{\delta}$
9.12	54.50	36.14	11.47	2.37	1.24	1013.5	·90.45	·107	4303	3991	1.08
8.82	36,57	26.09	8.42	5.89	1.13	1011	84.03	101	3030	2255	1.34
8.23	18.29	12.00	4.42	0.99	0.59	1012	76.61	98	1445	1318	1.12

△ = point de congélation exprimé en centièmes de degré — $\bigvee$ = Volume d'urine émise en 24 heures. — P = Poids de l'individu. — $\delta = \triangle . - p \times 0,605$. — p = proportion % du chlorure de sodium dans l'urine.

CONCLUSIONS

1re partie. — Les divers traitements imposés aux trois diabétiques n'ont pas beaucoup modifié le quantum ni la nature des urines. Cependant, chacun des médicaments prescrits a agi efficacement au début du traitement en abaissant en particulier la proportion du sucre.

Pour l'observation I, le rapport de l'acide phosphorique à l'urée présente souvent des chiffres anormaux.

2e partie. — Chez la femme enceinte normale, au point de vue cryoscopique des urines, le type reste souvent normal avant et après accouchement; cependant il peut déceler à certains moments, dans le voisinage de l'accouchement, des insuffisances circulatoires.

Le coefficient azoturique est exceptionnellement faible dans les six observations, comparé aux chiffres produits jusqu'à ce jour. Ecart considérable entre le chiffre des éléments minéraux et le chiffre total des chlorures et de l'acide phosphorique.

BIBLIOGRAPHIE [1]

Davach de la Rivière. *Le Miroir des urines.*

Bouchard. *Traité de pathologie générale.*

Armand Gautier. *Chimie appliquée à la physiologie, à la pathologie et à l'hygiène.*

Méhu. *L'Urine.*

Mercier. *Guide pratique pour l'analyse des urines,* 1901.

Claude et Balthazard. *La Cryoscopie des urines,* 1901.

Vieillard. *La Cryoscopie des urines,* 1900.

Winckel (*Studien über den Stoffwechsel bei der Geburt und im Wochenbette,* 1865) trouve l'excrétion de l'urée plus intensive pendant l'accouchement qu'avant et après celui-ci.

Heinrichsen (thèse 1866) trouve l'excrétion de l'urée, au contraire, plus petite pendant l'accouchement qu'auparavant et plus grande après celui-ci.

Stohmann (*Biographische Studien,* 1873) constate une rétention d'albumine pendant la lactation.

Kleinwachter (Ueber den Stoffwechsel und die Diät im Wochenbette. *Vierteljahresschrift für prakt. Heilkunde,* 1874, et Das Verhalten des Harnes im Verlaufe des normalen Wochenbettes. *Archiv für Gynœkologie,* 1876). Dans le premier travail, l'auteur donne comme moyenne de l'urée 35,5 grammes, dans le second, 26,5 grammes.

Klemmer (Untersuchungen über den Stoffwechsel der Wöchnerinnen u. die zweckmässigste Diät derselben. *Berichten aus der Königl. sächs. Entbundungsanstalt,* 1876) donne les valeurs moyennes de l'urée pour :
Le régime animal, 51,8 grammes ;
Le régime des œufs, 32,9 grammes ;
Le régime mixte, 26,2 grammes.

---

(1) Empruntée en partie au travail du Dr Keller (*Annales de gynécologie et d'obstétrique ;* mai 1901).

GRAMMATIKATI (thèse 1883) trouve une augmentation des échanges dans la période de la lactation. Il constate le maximum de l'azote total et de l'urée entre le troisième et le cinquième jour après la délivrance.

REPREFF (1888 et 1889, deux travaux) constate pendant la grossesse et pendant la lactation l'assimilation augmentée, la désassimilation diminuée, l'oxydation ralentie. L'azote total des matières fécales et de l'urine, l'acide phosphorique et le volume des urines diminuent progressivement pendant la grossesse, l'azote des matières protéiques est retenu en plus grande proportion.

HAGEMANN (O.) (Ueber Eiweiss umsatz während der Schwangerschafft und der Lactation. *Du Bois'Archiv*, 1890) a fait ses expériences sur une chienne. Constatations : la chienne excrète plus d'azote qu'elle n'en introduit par la nourriture dans la première moitié de la grossesse. Elle retient de l'azote, des matières albuminoïdes, dans la seconde moitié de la grossesse et pendant la lactation.

ZACHARJEWSKI (A. U.) (Ueber den Stickstoffwechsel während der letzten Tage der Schwangerschaft und der ersten Tage des Wochenbettes. *Zeitschrift für Biologie*, 1894, vol. 30) trouve que les I. P. diminuent de poids les derniers jours de la grossesse, tandis que les M. P. restent stationnaires ou augmentent même. Pendant la grossesse et surtout le dernier jour de la grossesse, la rétention de l'azote est beaucoup plus grande chez les multipares (5,122 gr. = 25,73 p. 100 de l'azote de la nourriture) que chez les primipares (1,399 gr. = 8,93 p. 100 de l'azote de la nourriture).

Le volume des urines ne diminue pas.

Dans la période post-parturiente, cet auteur constate une excrétion d'azote supérieure à l'ingestion. L'organisme reprend lentement l'équilibre azoté aussi bien chez les primipares que chez les multipares.

La faculté de réduction des urines est augmentée chez les femmes accouchées.

TAPRET et LONDE (*Étude comparée de la nutrition chez les femmes enceintes et chez les phtisiques*) ont fait les constatations suivantes :

Diminution de densité, diminution probable de l'urée, de l'acide urique et des matières extractives, des acides libres, des sulfates, des phosphates et particulièrement du phosphate de chaux.

Augmentation des chlorures.

Ils en concluent que la nutrition, pendant la grossesse, se caractérise par le *ralentissement,* la *déminéralisation* et l'*épargne des substances azotées.*

ODDI et VICARELLI (*Arch. ital. de biol.*, 1891) constatent dans leur travail : « Influence de la grossesse sur l'ensemble de l'échange respiratoire », une élévation du quotient respiratoire $\dfrac{CO_2}{O}$; l'exhalation de CO_2 est plus grande que la consommation de l'oxygène et ils en déduisent que, pendant la grossesse, il y a surtout consommation de substances hydro-carbonées et épargne des aliments azotés.

CHARRIN et GUILLEMONAT (*Comptes rendus des séances de la Société de biologie*, 1899, n° 10). « Physiologie pathologique de la grossesse et rôle de l'hyperglycémie et de la déminéralisation dans la genèse des prédispositions morbides de la période puerpérale. » — Leur examen a porté sur des lapines. Ils constatent que l'urée est diminuée dans la grossesse de même que le volume des urines et la toxicité de l'urine.

Ils concluent qu'au voisinage de l'accouchement, l'hyperglycémie et la déminéralisation constituent des modifications organiques qui font que l'économie, à cette période, offre un milieu favorable à l'évolution des maladies.

CHARRIN, GUILLEMONAT et LEVADITI (*Comptes rendus de la Soc. de biol.*, 1899, n° 19) prouvent que la grossesse engendre dans l'organisme une série de modifications, soit une augmentation, soit une diminution de l'urée, de l'azote total, du volume des urines, de la température (expérience sur des cobayes).

LABADIE-LAGRAVE, E. BOIX et J. NOÉ.

a) Toxicité urinaire chez le cobaye en gestation (*Arch. gén. de médecine*, septembre 1887). — Les auteurs érigent en loi générale la diminution de la toxicité urinaire dans la grossesse.

b) Recherches sur la toxicité urinaire chez la femme enceinte (*Arch. gén. de médecine*, mai 1899). — Ils concluent : « Dans la grossesse normale, le coefficient uro-toxique baisse peu après le début (un mois et demi) au-dessous de la normale (0,46), et à partir du troisième mois se tient, jusqu'à l'accouchement, aux environs de 0,20. Dans le mois qui suit l'accouchement, il remonte progressivement et rapidement vers la normale qu'il atteint (toxicité urinaire) après deux mois environ. »

HÉLOUIN (M.) (*Contribution à l'étude du diagnostic de l'hépato-toxhémie gravidique*, thèse de Paris, 1899). — L'auteur établit trois conclusions :

1° Chez toute femme enceinte normale, le rapport azoturique varie dans les mêmes limites qu'en dehors de la grossesse, tout en ayant tendance à augmenter dans les derniers mois.

2° Toute femme enceinte, albuminurique ou non, dont le rapport azoturique est inférieur à 8), doit être considérée comme atteinte d'insuffisance hépatique.

3° Le régime lacté prouve sa grande valeur thérapeutique en faisant rapidement augmenter ce rapport au-dessus de la normale.

Potocki (Sur la perméabilité rénale chez les éclamptiques. *Bull. méd.*, n° 10, 1898).

Il constate que le bleu de méthylène peut passer à travers le rein dans des délais normaux et qu'il faut chercher ailleurs que dans une lésion du rein la cause de l'éclampsie puerpérale.

Le Masson (C.) *Les Ictères et la Colique hépatique chez les femmes en état de puerpéralité*. (Thèse de Paris, 1898.)

L'auteur regarde les phénomènes sympathiques du début de la grossesse, les ictères et la colique hépatique comme des manifestations de l'hépatotoxhémie gravidique de Pinard ou de l'insuffisance hépatique.

Bouffe de Saint-Blaise (Les auto-intoxications gravidiques. *Annales de gynécologie et d'obstétrique*, 1898). — L'auteur conclut :

« Les auto-intoxications, qui existent à l'état normal chez tout individu sain, ne deviennent apparentes et ne donnent lieu à des phénomènes morbides que quand les organes de défense sont insuffisants : le foie, pour transformer ou fixer certains poisons ; les reins, pour éliminer le reste. Les auto-intoxications sont augmentées du fait de la grossesse pour des causes multiples. Le foie paraît avoir une action prépondérante et son action ut être entravée par un état antérieur de maladie, par une maladie chronique des reins ou par une affection accidentelle. Le rein a une action généralement très grande, mais néanmoins secondaire à l'état du foie. »

Lésions anatomiques que l'on trouve dans l'éclampsie puerpérale. (Thèse de Paris, 1898.)

La nutrition dans l'état puerpéral, Keller (*Annales de gynécologie et d'obstétrique*).

TABLE DES MATIÈRES

Paris.—Imp. PAUL DUPONT. — 979.7.01

www.ingramcontent.com/pod-product-compliance
Ingram Content Group UK Ltd.
Pitfield, Milton Keynes, MK11 3LW, UK
UKHW020335130726
13696UKWH00003B/1353